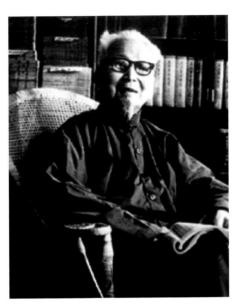

魏指薪先生晚年

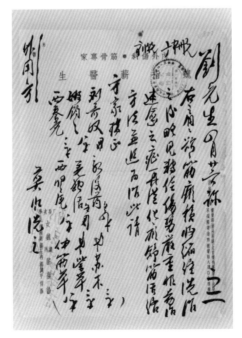

魏指薪先生手书处方

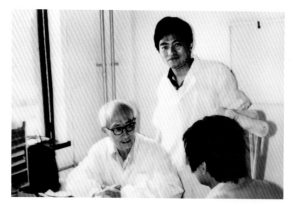

胡大佑先生（中间）跟随施家忠先生出门诊

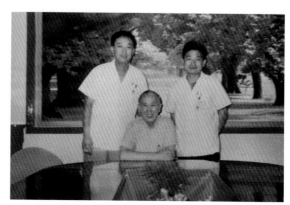

1996年李国衡先生与学生胡大佑（右）、李飞跃合影

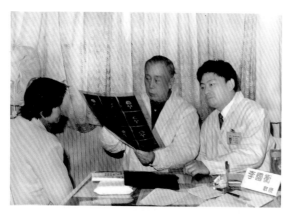

胡大佑先生（右）跟随李国衡先生出门诊

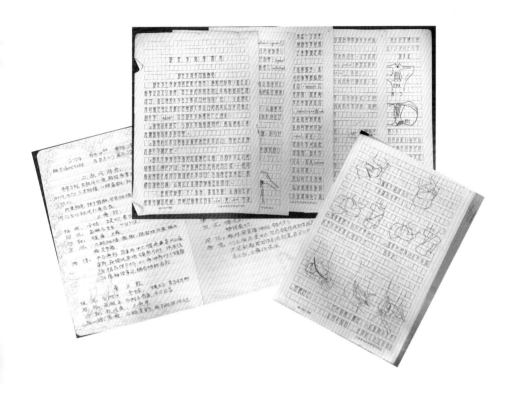

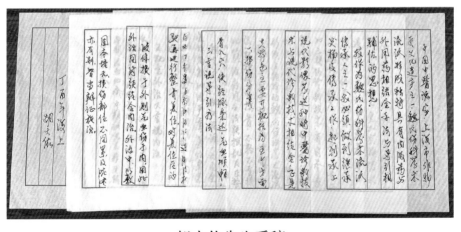

胡大佑先生手稿

魏氏伤科传承图谱

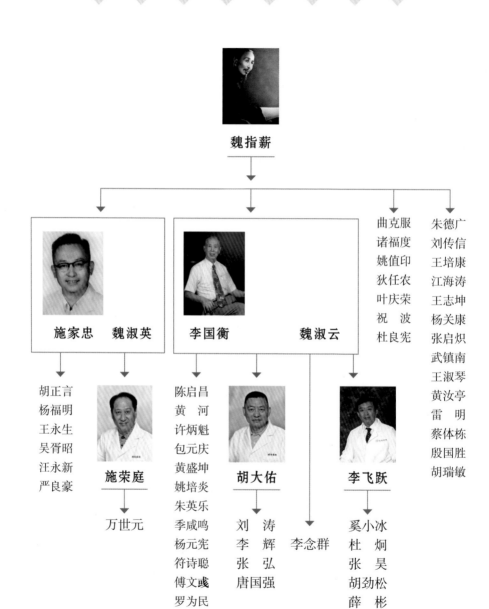

魏指薪

施家忠　魏淑英

李国衡　魏淑云

曲克服　朱德广
诸福度　刘传信
姚值印　王培康
狄任农　江海涛
叶庆荣　王志坤
祝　波　杨关康
杜良宪　张启炽
　　　　武镇南
　　　　王淑琴
　　　　黄汝亭
　　　　雷　明
　　　　蔡体栋
　　　　殷国胜
　　　　胡瑞敏

胡正言
杨福明
王永生
吴胥昭
汪永新
严良豪

施荣庭

万世元

陈启昌
黄　河
许炳魁
包元庆
黄盛坤
姚培炎
朱英乐
季咸鸣
杨元宪
符诗聪
傅文彧
罗为民

胡大佑

刘　涛
李　辉
张　弘
唐国强

李念群

李飞跃

奚小冰
杜　炯
张　昊
胡劲松
薛　彬

刘涛 主编

李辉 张昊 副主编

海派中医魏氏伤科 胡大佑学术经验集萃

上海科技教育出版社

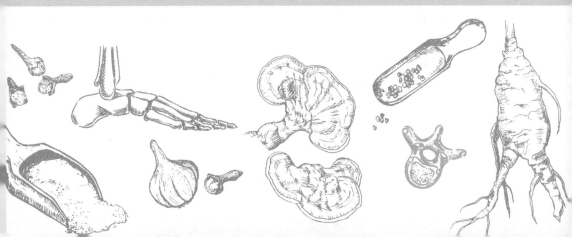

图书在版编目（CIP）数据

海派中医魏氏伤科胡大佑学术经验集萃 ／ 刘涛主编.
—上海：上海科技教育出版社，2024.3
ISBN 978-7-5428-8114-4

Ⅰ.①海… Ⅱ.①刘… Ⅲ.①中医伤科学—医案—汇
编—中国—现代 Ⅳ.①R274

中国国家版本馆CIP数据核字（2024）第010141号

责任编辑 姜国玉 蔡 婷
装帧设计 李梦雪

海派中医魏氏伤科胡大佑学术经验集萃
刘涛 主编
李辉 张昊 副主编

出版发行 上海科技教育出版社有限公司
　　　　　 （上海市闵行区号景路159弄A座8楼 邮政编码201101）
网　　址 www.sste.com　www.ewen.co
经　　销 各地新华书店
印　　刷 启东市人民印刷有限公司
开　　本 720 × 1000　1/16
印　　张 15.5
插　　页 2
版　　次 2024年3月第1版
印　　次 2024年3月第1次印刷
书　　号 ISBN 978-7-5428-8114-4/R·489
定　　价 58.00元

大醫在精誠，妙手佑仁心

業精寒冬暖，心正藥自真

魏氏傳薪火，賡續又華章

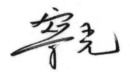

中国工程院院士
上海交通大学医学院附属瑞金医院院长

序

《海派中医魏氏伤科胡大佑学术经验集萃》为胡大佑先生从医 40 余年学术思想、经验撮要、医案精粹的集锦，供骨伤科临床人员实践参考。

胡大佑先生系魏氏伤科第 23 代传人，师从上海伤科名家之一的魏氏伤科传人，全国名老中医李国衡先生。魏氏伤科源于山东曹县，其第 21 代传人魏指薪先生于 1925 年来沪创业，立身于上海伤科八大家之列，2021 年魏氏伤科入选国家级非物质文化遗产代表性项目名录。

胡大佑先生在从医之路上，始终努力探求，认真继承前辈的学术思想和临床经验，博采众长，驭察从简，践行"先树医德，后以一技之长解众生之病痛"的行医准则。他全面继承与发扬魏氏伤科学术思想，又注重学习和运用现代医学科学方法，融会贯通，兼容并蓄。为使患者药到病除，他既注重中药和中医手法应用，又注重将中西医精髓的结合，并善于从积累的经验中挖掘创新亮点。经多年潜心专研与实践，他在骨折及脱位的整复，以及对内伤杂病、腰椎间盘突出症、软组织损伤、外伤关节血肿等多种疑难杂症的有效诊治中形成一套独具特色的系统治疗方案。此乃《海派中医魏氏伤科胡大佑学术经验集萃》撰写学术与医案的基础。

《海派中医魏氏伤科胡大佑学术经验集萃》是上海市海派中医流派传承人才培养建设项目图书，详细论述了魏氏伤科"气血为要，筋骨并重；

肝肾为重，调摄脾胃；注重手法，调复平衡"的学术思想及"辨伤多位合参，理伤内外合治，治伤推崇手法，愈伤重视导引"的诊疗特色。胡大佑先生在传承魏氏伤科学术思想的基础上，逐渐形成"动静结合，精准把握；重视整体，标本同治；接骨续损，功能为先"的学术理念。

《海派中医魏氏伤科胡大佑学术经验集萃》除介绍魏氏伤科源流及学术思想外，主要介绍胡大佑先生的伤科经验，共5章。本书收集临床典型病案60余例，有比较完整的病例资料，有清晰的辨证思路和理法方药诊疗步骤，体现了胡大佑先生的临证经验。

瞿介明　教授

上海交通大学医学院附属瑞金医院党委书记

2023年6月3日

目　录

附 录 / 208

第一章

魏氏伤科
学术思想

　　魏氏伤科秉承中医整体观念，立足传统中医基础理论并紧密结合骨伤疾患临床特点，吸收中医各家临证精华，兼收并蓄，融会贯通，强调"内外并重，气血兼顾"，创立气血为要，筋骨并重；肝肾为重，调摄脾胃；注重手法，调复平衡的治伤学术思想。

第一节
气血为要，筋骨并重

　　《素问·调经论》指出："人之所有者，血与气耳。"气属阳，血属阴。气血为阴阳的物质基础，维持人体正常生理活动的条件是气血调和，阴平阳秘，"气主煦之""血主濡之"，人体正常新陈代谢都要靠气血的温煦、推动和滋养。就气血而言，"气为血之帅""血为气之母"，气能生血、行血、摄血；血能生气、载气。故气血为一阴一阳，相互维系，气非血不和，血非气不运，诚如《不居集》所言："一身气血，不能相离，气中有血，血中有气，气血相依，循环不已。"相反，人体疾病发生时，则为气血阴阳不和。《素问·调经论》云："血气不和，百病乃变化而生。"魏氏伤科认为，骨伤疾患虽多以皮肉筋骨为病，也涉及脏腑经络，其疾病的发生都与气血密切相关。

　　气血既伤，当予调治。明朝医家刘宗厚曾指出"损伤一证，专从血论"。然其并非只是从血论治，化瘀行血，他同时提及"唯宜先逐瘀血，通经络，和血止痛，然后调养气血，补益胃气，无不效也"。这即是先逐瘀通络，继则调养气血。《素问·阴阳应象大论》云"气伤痛，形伤肿""先痛而后肿者，气伤形也，先肿而后痛者，形伤气也"。此乃气无形，故主痛；血有形，故主肿。前者为气伤，多有气滞疼痛；后者指血伤，多有瘀滞肿胀。故对损伤疾患治疗而言，如疼痛严重者，治疗以理气、破气为主；肿胀严重者，先以活血化瘀治之。但伤科疾患无论内伤、外伤，均多肿胀疼痛并见，故魏氏伤科治伤以气血为要，即辨伤需明气血损伤情况，偏重伤气或偏重伤血，或气血俱伤。治疗重在调理气血，不可一味专主气或专主血，应气血兼顾。

　　骨伤疾患，特别是损伤病症，除皮肉外，主要涉及筋、骨。骨动筋伤为损伤的主要病变。中医论及的"筋"主要包括肌腱、韧带、关节囊等。《灵枢·经脉》云"筋为刚"，《素问·痿论》曰"宗筋主束骨而利机关也"。故中医所指的"筋"，一为刚劲有力，二表示功能为连接关节并维系关节的屈伸活动等。《灵枢·经脉第十》言"骨为干"，《素问·脉要精微论》又云"骨者，髓之府，不能久立，行则振掉，骨将惫矣"，故骨主要作用为支撑身体和保护内脏。髓汇聚于骨内而养骨，若髓虚骨弱，则不能久立，行走震颤动摇。而筋骨两者之间密切相关，筋束骨，骨附筋，筋骨本相连，筋骨相互依赖而发挥正常生理功能。骨伤疾患，骨折必有筋伤，正骨同时需理筋；脱位复位时，则需通过筋的牵拉，顺筋、理筋使脱位纠正，因而在治疗上要筋骨并重。魏氏伤科认为，筋骨并重就是强调治骨与治筋并施。

第二节
肝肾为重，调摄脾胃

骨伤疾患诊治，临证除辨气血外，还需辨脏腑。魏氏伤科强调伤科辨证辨脏腑当以肝肾为重，同样治疗上需注重调肝补肾。肝主筋，肝藏血，肝血充盈，血荣筋，筋得以濡养。而对于坠堕骨折等伤损时，恶血留内，败血归肝，故无论从生理功能还是病理情况来看，肝与筋密切相关。肾藏精，生髓，髓充骨，肾受五脏六腑之精气而充养于骨。骨的生长发育依赖肾中精气，损伤之证，骨节受损必内动于肾。慢性劳损或中年以上者又多肾精亏损、肝肾两虚，故筋骨、骨节伤损恢复，均需有赖于肾气的滋养。因此，魏氏伤科强调治伤当明肝肾虚实，临证调治以肝肾为要。

调治肝肾的同时，不可忽视脾胃调摄。魏氏名言"治伤勿忘健脾"，是指治伤不能忽视脾胃调治。损伤或跌扑外伤，肌肤皮肉外伤，瘀滞阻络，气血失畅，脏腑不和，常致脾失健运、胃失和降；同时伤后疼痛，思绪紊乱，耗神不振，思伤及脾，也致脾胃失调。故魏氏伤科损伤初期治疗除活血化瘀外，常合以健脾理气，使脾土复原，胃气得和，气血运行复原；中期和营生新，更注重补脾益胃，使筋骨得以充分濡养；后期补益肝肾，配合和胃调中，使脾胃之气得养，运化有常，水谷精气不断充养肾中精气，促进损伤恢复。

第三节
注重手法，调复平衡

伤科手法是骨伤科重要的治疗手段。所谓"手法"，为医者使用双手在患者体表部位做各种不同的动作，以检查病情和进行治疗的外治方法。

魏氏伤科治伤十分重视手法的应用，认为跌打损伤必然使人体组织发生不同程度的紊乱，例如骨折移位、关节脱位、筋翻筋走、滑膜嵌顿、气滞血凝等，均须依赖手法正骨理筋，理气活血消肿，以恢复正常的解剖结构和生理功能。魏氏伤科手法包括骨折复位、关节复位、软组织损伤和内伤治疗手法，为魏氏伤科临证的重要治疗手段。

《医宗金鉴·正骨心法要旨》中提出"机触于外，巧生于内，手随心转，法从手出"，临证时手法需"视其虚实，酌而用之"；魏指薪提出"手出于外，测知其内。法随病至，细析症状。心灵手巧，全赖功夫"，即手法先通过"轻摸皮，重摸骨，不轻不重摸筋肌"，以先后有序、轻重恰当、耐心细致的手法检查病况，详细判断病情，心手合一，然后实施手法治疗。

《医宗金鉴·正骨心法要旨》提出"手法者，诚正骨之首务哉"，突出手法在正骨中的重要作用，实际上伤筋、内伤也离不开手法治疗，手法与药物的相互配合是骨伤疾患不可或缺的治疗方法。魏氏伤科手法在理筋及内伤手法中的运用，病在上取之下，病在下取之上，病在左取之右，病在右取之左，或上下左右同取，有所侧重。其作用从损伤局部与整体的相互关系出发，要求手法能达到脏腑、四肢上下左右的经络通达、气血调和、筋柔骨正，达到机体功能协调的平衡状态。

第二章

魏氏伤科
诊疗特色

魏氏伤科临证擅长内治和外治配合，手法与导引相辅佐，形成特色诊治经验。主要为辨伤多位合参、理伤内外合治、治伤推崇手法、愈伤重视导引。

第一节
辨伤多位合参

魏氏伤科辨伤从损伤分类入手，进而辨别损伤是伤在气血还是伤在脏腑，根据所伤部位不同，多位合参，综合判断病情。

魏氏伤科将各种损伤区分为硬伤、软伤、外伤、内伤四大类别。硬伤是指不同类型的骨折、骨裂、关节脱位、半脱位、骨错缝等；软伤是指肌腱、韧带、血脉、软骨、关节囊、骨膜、筋膜等各种软组织损伤；外伤是指皮肉创伤出血、感染化脓、异物刺伤以及汤烫火伤等；内伤是指脏腑气血损伤、奇恒之腑损伤（头、胸胁、腹腔内伤等）及风寒湿痹等杂症。

总体上讲，损伤可归纳为内伤与外伤两大类别，内伤以脏腑气血损伤为主，应用传统的四诊八纲来确定损伤部位和病理变化；外伤以筋骨、皮肉损伤为主，运用"望、比、摸"等方法检查，对损伤部位、性质和程度进行判断。

望，观察也，古称"望而知之者，谓之神"。望诊以中医骨伤科损伤病症为例，如外伤多为局部受损，可通过观察患者的步态、坐姿、肢体活动等判断伤情、伤位，并通过望诊，观察异常表现来了解全身其他部位可能的兼杂损伤。比，即对比、比较，有比较才有鉴别。"比"主要是患侧肢体与健侧肢体及患处与健侧的对比，包括对比肢体的长短、外形（包括肌肉丰满程度）、关节活动范围，通过对比健侧来了解患侧的伤情。摸，捻捺触摸也，即"以手摸之，自悉其情"。对摸诊的要求，魏氏伤科主张"轻摸皮，重摸骨，不轻不重摸肌筋"法则，即要求检查触摸手法要先后有序、轻重有节，触摸由浅入深，范围包括皮肉、肌筋、骨骼部分，病变组织及其周围均不得疏漏。通过摸诊判断损伤的类别（在骨节、在肌筋）；摸清损伤的部位、范围、程度、主次痛点；查明关节与骨骼有否畸形以及功能限制的方向和程度。摸诊手法有指捏、手揿、上下捋、旋转等。摸法为上述三法中的核心。如临证遇有胸胁外伤疼痛的患者，魏氏伤科常要求患者端坐，医者用一手扶持其健侧胸廓，另一手示指或拇指指腹沿患侧疼痛肋骨及肋间由后向前地仔细按捺，或以双手捧挤胸廓检查，以判断肋骨受损或胸膜损伤程度，而不单纯依靠 X 线诊断。魏氏伤科主要代表人物李国衡曾强调："伤科诊断不能单凭 X 线检查，而应该重视传统四诊方法。望与摸的同时，要重视患侧与健侧的对比。"

《正体类要》称："肢体损于外，则气血伤于内，营卫有所不贯，脏腑由之不和。"临床的跌扑坠堕，肢体外伤后气血必乱，筋骨皮肉脉损伤同时内动脏腑。故外伤可反映于内，内伤亦可反映于外。在损伤辨证上，魏氏伤科首要辨明气血情况。跌扑闪挫，由外及内，当气血伤病也。损伤多见气滞、血瘀、作肿作痛。李国衡称为"跌打损伤，惊而气乱，气机不畅，血瘀阻络，症见气滞血阻疼痛"。损伤之证，气血所伤有时有所偏重，伤气早期多气滞、气逆，伤重者则有气闭、气脱；损伤后期则多见气虚。针对气伤，李国衡指出"损伤之证，和气至关重要"。损伤伤血，魏氏伤科则归纳其分为出血，如体外出血、体内出血；瘀血，如损伤后离经之血停留或蓄积皮肉之内与脏腑之间；以及伤后血虚、血脱，如严重创伤出血过多或伤久不愈，脏腑虚损而致血虚，或失血重症而致血脱。针对临床多见瘀血病理改变，《诸病源候论》曾将之称为"留血""瘀血""结血"，此为瘀血的三个不同病理改变阶段。"留血"为新鲜血肿，"瘀血"属陈旧血肿，"结血"则为宿伤瘀滞粘连。这对临床用药及手法治疗具有重要的指导意义。针对损伤后的气血病理状况，魏氏伤科辨证施治，疼痛严重者理气为先；肿胀严重者应活血消肿为主。处方用药行气多用木香、陈皮、金铃子、青皮、川朴花、佛手之类；活血多以赤芍、紫草茸、鲜生地黄、当归尾、丹参、路路通、川芎、苏方木、泽兰叶之品。然气血俱伤肿痛明显者，则需气血兼顾，合而治之。

跌扑损伤，体表损伤会反映于内。魏氏伤科除辨气血外，尚需辨脏腑。肝藏血，血荣筋，坠堕骨折等损伤恶血留内，败血归肝；肾藏精，生髓，髓充骨，肾受五脏六腑之精气而充养于骨，损伤之证，骨节受损，必内动于肾。

慢性劳损，尤见于中年以上肾精亏损或肝肾两虚，筋骨衰退而致骨节退变者。故辨脏腑应首辨肝肾。脾主四肢，司运化，损伤则肌肤皮肉首当其冲，甚则皮开肉绽，气血外溢，瘀阻经络，气血运行不畅，脾胃运化失调；同时伤后多见心烦思乱，思伤及脾。故脾胃状况不可不辨。同时针对肺为气海、主一身之气及心主血、主神明，也应注意损伤所致气机不畅、心神不安的辨证。

魏氏伤科同时注重辨损伤部位。主要辨损伤部位在上、在中、在下，以指导临床选方用药。伤科古籍也记载损伤，尤其坠堕受伤，以三焦部位辨证。临床辨伤亦重视辨部位。头部外伤，则多脑髓震伤；胸膺、胁肋受伤，则易于肝肺受损；脘腹外伤多内伤于脾胃；腰部挫伤则常内损于肾；外阴、睾丸等受伤常累及膀胱。伤位、脏腑受损明了，处方用药方有可依。

第二节
理伤内外合治

骨伤疾患，无论是硬伤如骨折、脱位、骨缝参差，或筋、肉、脉等软伤，还是外伤皮肉破绽，内伤头部脑髓、胸胁脘腹损伤以及伤科杂症，相互间有密切联系。机体损伤内外互应，故临床辨证施治需在整体观指导下内治与外治配合。魏氏伤科强调内外合治，同时认为临证应有所侧重。损伤以局部症状为主者，以外治为主；兼夹全身症状明显者，多以内治为主；局部症状与全身症状并重者，则应内外兼治。除有内伤和全身症状者外，多重用外治。

魏氏伤科内治善用丸、散、汤、酒，内治根据损伤的不同阶段而用不同治法，即早期宜攻、中期宜和、后期宜补的三期分治。刘宗厚云："所以损伤一证，专从血论，但须分其有瘀血停积，或亡血过多之症。""皮不破而内损者，必有瘀血，若金刃伤皮出血，或致亡血过多，二者不可同法而治。有瘀血者，宜攻利之；若亡血者，兼补而行之。"闭合性损伤为蓄血证，早期宜攻；开放性损伤为失血证，早期宜和（攻补兼施），故不能同法而治。

刘宗厚又云："察其所伤，有上下轻重深浅之异，经络气血多少之殊，惟宜先逐瘀血，通经络，和血止痛，然后调气养血，补益胃气，无不效也。"魏氏根据上述理论，确立了早期活血化瘀、中期和血生新、后期固本培元的骨折内治三期治则。早期活血化瘀、消肿止痛；中期既活血又要养血长骨；后期气血两虚，肝肾不足，应行补益以使机体复原。三期分治不能机械地应用，有时其中界限不能划得非常清楚。和血生新并不一定在活血化瘀之后，如皮破出血或亡血过多，早期即应和血生新，补而行之。活血化瘀之后，虚象比较明显者，即应补益。后期瘀去未尽者，仍需活血化瘀。骨折愈合后，无明显虚象者，则无需补益。三期分治必须与气血、脏腑辨证相结合，以求做到全面的辨证施治。其他各类严重创伤，均可在三期治法的基础上结合辨证施治。慢性疾病或各类伤科杂症以及内伤等症，更应强调辨证施治。

魏氏伤科内治善逐瘀血、通经活络、和血正痛，同时又重视脾胃作用，使脾胃健运，有助于祛瘀生新。用药重视调养气血，调摄脾胃。损伤初期活血化瘀，调治脾胃重在健脾理气，方用二陈汤、四君子汤、平胃散等，意在健脾土复运，使胃气得和，气血运行复原；损伤中期和营生新，调治脾胃重在补脾益胃，方用归脾汤、参苓白术散等，意在使脾胃生化得健，筋骨得以濡养；损伤后期补益肝肾，调治脾胃重在和胃调中，方用保和丸、六君子汤、香砂六君子汤等，意在使脾胃之气得养、运化有常，水谷精气不断充养肾中精气，促进损伤恢复，同时用以缓解滋肾药物滋腻之性。

魏氏伤科同时擅长外治，除手法、导引外，其外治用药剂型众多、种类齐全，涵盖诸多骨伤疾患外治需要。其外治用药有：①洗方：特定处方药物放入锅内，加水煮沸，待水温合适，熏洗患处。代表方：四肢洗方、化瘀洗方、腰脊胸腔洗方等。②膏药：特定处方药物分粗料、细料两种，粗料先用麻油煎熬成黑色药液，再加黄丹和细料捣合，制成药膏团，于水中浸泡数日后，取出温烊，摊于膏药布上，用时将膏药温烊后外贴患处。代表方：伤膏药、三益膏。③药膏：特定处方药物用麻油文火煎熬成黑色药液，再加入黄蜡与冰片，捣调拌匀，冷却后制成软膏，用时涂擦或涂抹患处。代表方：舒筋活血膏、水火烫伤膏。④药水：特定处方药物用高粱酒、米醋等浸泡一定时间，用时搽擦或搽揉患处。代表方：活络药水。⑤敷料：特定处方药物制成粉末，按处方规定剂量，集合调拌和匀，冷开水潮湿后加饴糖，调拌至适当稀稠度，摊涂于牛皮纸上，外敷伤处。代表方：消肿散、断骨膏、碎骨丹。⑥散剂：特定处方药物研成极细粉末，按处方剂量调拌和匀成为干燥粉末制剂，散搽患处或与麻油调和成浆糊状外敷患处。代表方：生肌散、绿泡散。⑦熨药：特定处方药物共研细末，置于铁锅内，与醋或黄酒少许一同炒热，装入布袋内，热熨患处。代表方：熨药第一方、熨药第二方。⑧蒸敷药袋：特定处方药物共研粗末，置于布袋内，冷水淋湿，蒸热，热敷患处。代表方：蒸敷方。上述外用剂型及药物，以熏洗、敷贴最具特色，也为临床常用。

魏氏伤科内治、外治各具特色，在疾病治疗的不同阶段，或偏重于内治，或偏重于外治，各有侧重，但从整个治疗过程看，仍以内外合治为特点。

第三节
治伤推崇手法

魏氏伤科认为跌打损伤，人体组织必然发生不同程度的紊乱，如骨折移位、关节脱位、骨错缝、筋翻、筋出槽等改变，或内伤气滞血瘀等，均可用手法正骨理筋、顺气活血，以骨正筋柔，气血以流，愈伤起废。

魏氏伤科善用手法，其一用于检查。魏指薪有言手法"能摸触其外，测知其内"。其检查手法主要以轻重不同的手法了解患者体表肌肤以及肌筋、骨骼，以利于其后治疗手法及其他治疗措施的应用。唐朝《仙授理伤续断秘方》对伤科的检查手法也提出"凡左右损处，只相度骨缝，仔细捻捺，忖度便见大概"。"摸法"操作前要"知其体相，识其部位"，方可达到"以手摸之，自悉其情"。摸法总体要求为"轻摸皮，重摸骨，不轻不重摸筋肌"，以上下左右、健侧患侧部位，以轻重不同的触摸手法强度来测知皮肉筋肌骨的不同损伤程度，来协助正确辨证，适当施法；同时应用手法触摸检查时配合"望"与"比"。通过观察患者的步态、坐姿、肢体活动、局部伤损、舌苔和比较伤损肢体的外形、长短、活动情况，结合切脉，使"望、比、摸"综合参映，使伤科临证手法检查内容大为丰实和完善。其二则是用于治疗，主要包括"正骨"与"理筋"两方面。前者以拨乱反正、正骨入穴；后者则使肌筋归复常度，同时手法可开通郁闭气机，以瘀血行散，经络气血顺达，起到开气窍、引血归经的作用。魏氏伤科曾对"骨错缝""筋出槽"手法进行临床总结归纳，形成其具有特色的治疗手法。对临床因跌扑闪失、骨缝开错，导致气血郁结、为肿为痛者，诸如背部肋椎关节错缝、腰椎小关节错缝、骶髂关节错缝等，巧施手法，使骨合位正，伤痛自愈；对筋离原位，而致筋走、伤筋、筋扭、筋离的"筋出槽"，如肱二头肌长头腱滑脱等，同样妙用手法，捺归原处，使筋络宽舒，恢复常态。

魏氏伤科手法分类有摸、提、拨、拉、晃、推、拿、接、端、按、摩、揉等12种常用手法。这些手法中部分属于诊断，但主要是骨折和脱位的整复手法。从整复手法而言，总体分为三种动作，即拔伸、端正和推上，为上述手法的综合应用。内伤手法也是上述手法的组合应用，而软组织损伤手法则是在上述手法基础上加以演变衍生变化。单式手法有16种，复式手法18种，其中单式手法有推、拿、按、摩、揉、点、挤、拉等；复式手法有叩击、叠挤、分臂、扩胸、提阳、对拉、提拉、和腰、转腰、双侧拉肩、压掌掏肩、压掌推背等。上述手法有的名称虽然相同，但不同疾病在操作时存在差别。同时，骨折、关节脱位复位及软组织损伤手法，多相互为用，并非软组织损伤理筋手法只用于伤筋。骨折复位时，常配合应用顺筋、捋筋手法。

魏氏伤科手法在具体应用时，尤其是理筋手法，一般均有常规手法，但由于病情复杂多变，往往在常规手法中需有变化，应注意常法与变法的结合。手法治疗主症同时，要照顾到兼症的治疗；手法前应分清主要痛点及次要痛点，手法操作时应有所侧重；手法操作时应注意点、线、面的结合，一般要求凡是疼痛集中的，应侧重"点"上的手法，疼痛沿着经络循行部位扩散放射的，应加强"线"上的手法。如果是大面积的疼痛，应多做"面"上手法。

魏氏伤科对急性损伤手法治疗有特殊的要求。由于急性损伤，大都有肌肉痉挛、局部血肿的形成，关节半脱位或是滑膜嵌顿等病理改变，在治疗上，要求一次手法即能达到目的或基本上达到目的。一般不再做第二次手法。因此，在手法操作时要做到稳、妥、准，仔细轻快，当患者感到疼痛时，手法已经完成。慢性损伤需要多次手法，操作时要求由轻而重、由表入里，部位准确，轻重适度，深透有力。

第四节
愈伤重视导引

导引，亦作"道引"，意为导气令和，引体令柔。"导引"一词始见于《庄子·刻意》，晋朝葛洪《抱朴子》云"导引疗未患之疾，通不和之气，动之则百关气畅，闭之则三宫血凝，实养生之大律，祛疾之玄术矣"，其明示导引可调和气血，通畅气机，既可防病，又可疗疾。

导引对骨伤疾患不仅具有治疗作用，同时具有康复及预防作用。《诸病源候论·腰背痛诸候》中记录有用于腰痛疾患的撑臂转身、跪俯转腰、缩颈转头，以及伸脊捉足和正坐调息导引，书中更有腕伤后"按摩导引令其血气复也"的记载。这表明导引对骨伤疾患，不仅能畅通经脉骨肉，滑利关节，调节身体功能，也能在骨伤后用以缓解症状，促进功能康复。

魏氏伤科临证常将导引作为药物治疗和手法治疗的补充，其导引为肢体运动治疗与康复保健结合。魏氏伤科导引特点为躯体运动与自身呼吸配合或两者分开各自运动，主要为"摇筋骨，动支节"，其内容包括活动肢体、动摇筋骨、自身按摩、擎手引气等多种形式。魏氏伤科导引分为45种，涉及躯体、四肢关节，形成一套较为完整的骨伤导引体系。导引作为患者主动功能的康复手段，主张诸多损伤都应考虑早期功能锻炼，往往可以与药物、手法起到协调治疗的效果。

第三章

胡大佑
治伤病案

　　胡大佑是魏氏伤科第23代传人。为魏指薪先生外孙女婿，施家忠主任、魏淑英主任之女婿，深得家传。后又参加上海市首届继承名老中医专家经验研究班学习，被确定为李国衡专家学术经验继承人。经数十年的临床深耕，形成了自己动静结合，精准把握；重视整体，标本同治；接骨续损，功能为先的学术特色。

第一节
胡大佑先生简介

胡大佑，1955 年出生，浙江省奉化人，中国共产党党员，中国农工民主党原上海市委委员，上海市农工民主党医务工作委员会副主任委员，科技工作委员会副主任委员，联络工作委员会副主任委员。上海交通大学医学院附属瑞金医院伤科原行政副主任，上海瑞金医院周舟山分院伤骨科执行主任，副主任医师，中国中医药学会会员，上海市中西结合学会会员。

胡大佑是魏氏伤科第 23 代传人，魏指薪教授外孙女婿，施家忠主任、魏淑英主任之女婿，深得家传。

1977 年，胡大佑毕业后分配于上海交通大学医学院附属瑞金医院，医院指定拜著名骨伤科专家李国衡先生为师。1980~1984 年在上海中医学院学习深造，对中医理论基础、经典著作、阴阳学说、四诊八纲、理法方药等知识系统学习，打下良好的基础。

20 世纪 80 年代初，在魏指薪先生亲自传授下胡大佑学习魏氏伤科学术思想，了解各种损伤归纳，明白伤科治疗注重手法，导引疗法及内服外敷的重要性。20 世纪 80 年代末，在施家忠主任的指导下研制伤科外用药"伤痛灵乳剂"，申请专利，获得"星火杯"二等奖；还研制了"伤痛舒贴膏"，临床取得良好效果。20 世纪 90 年代初，参加上海市首届继承名老中医专家经验研究班学习，被确定为李国衡专家学术经验继承人。

2012 年，胡大佑被命名为上海市非物质文化遗产项目伤科疗法（魏氏伤科疗法）代表性传承人。2017 年，被上海市海派中医流派传承人才培养计划指定为上海交通大学医学院附属瑞金医院伤科刘涛医师以及上海市闸北区中心医院伤科李辉医师继承魏氏伤科的指导老师。2021 年，被命为国家级非物质文化遗产项目伤科疗法代表性传承人。写有《继承师业、锐意创新——李国衡学术经验初探》《中西医结合治疗踝关节骨折》《伤痛灵乳剂镇痛作用的试验观察》《止痛中药外用治疗骨伤科疾病的研究概况》等数十篇论文。完成市级、局级多项研究课题，参编《魏指薪治伤手法与导引》《魏氏伤科治疗学》《海派中医魏氏伤科》《李国衡学术论文集》《李国衡谈腰椎病》等多部著作。

胡大佑从医 40 多年，始终孜孜纥纥，努力探求，认真继承前辈的学术思想和临床经验，博采众长，驭察从简，全面继承与发扬魏氏伤科学术思想，注重学习和运用现代医学与现代科学方法，并使之与中医学有机结合起来，使得对疾病的诊治更加准确及有效。

胡大佑始终践诺"先树医德，后以一技之长解众生之病痛"的行医准则，善于在经验中找出创新的亮点，既注重中药、手法应用，又着重中西精髓结合，每每如此，患者总是药到病除。诚如清朝吴谦《医宗金鉴》所言："盖正骨者，须心明手巧，既知其病情，复善用夫手法，然后治自多效。"

第二节
胡大佑学术思想及治伤特色

一、动静结合，精准把握

中医"动静结合"的治疗原则是对中医骨伤科固定与活动这一矛盾对立统一关系的精辟概括与认识。动则通，能促进气血流通，濡养关节，避免关节粘连，有利于关节功能的恢复。微动有利于骨折的愈合，也是骨折修复的重要手段。静则是相对的，有利于软组织及关节在静止状态下的修复，有利于关节功能的正常修复，防止后遗症的发生。

在临床上，因损伤后固定时间过长或活动锻炼不到位，致肌肉、关节囊萎缩，关节、肌筋膜粘连，关节僵硬、功能障碍，骨质疏松、骨不愈合等问题时常可见。轻者延长病程，影响恢复时间，增加不必要的经济负担，重者可给患者造成终身痛苦和遗憾。要避免上述问题，就应在骨折经手术或手法整复后有明确的功能活动计划和要求，并努力落实到位。

动与静既是对立的，又是统一的，没有相对的静止状态，组织就无法修复，没有恰当的运动与功能活动，组织、关节就无法恢复原有的功能状态。"静"指的是受伤肢体的固定。无论内外固定都是骨折脱位等损伤复位后必需的治疗措施，可以为骨折伤筋后的周围软组织提供一个稳定的环境，可以促进受损组织修复。"动"指的是功能锻炼。合适的功能导引锻炼可加强肌肉力量和稳定性，增强关节功能。合理地加强锻炼效果，可以促进肢体功能恢复；同时还可避免软组织萎缩，有效降低肢体功能障碍程度。现代医学理论也认为，在一定的可控制范围内的合理活动，可使骨折断端得到有益于愈合的间断性生理应力刺激，从而促进骨折愈合。肌肉的收缩和舒张也能使软组织内压力增高或降低，从而促进血液流动，促进骨骼肌肉内的血液循环，起到修复组织损伤作用。

胡大佑将动静结合广泛用于临床骨伤科治疗中，比如采用皮肤牵引加甩手疗法治疗肱骨外科颈骨折，即刻进行甩手锻炼，骨折愈合好，功能恢复快，患者痛苦小。有些手法虽不能完全复位骨折，但通过早期和特定持续的功能活动锻炼，可起到一定的复位和矫形作用。对某些情况特别的、功能与对位不能两全的骨折，选择早期加强功能修复锻炼，能强化肢体肌肉收缩的内在动力，可塑造新的功能活动模式而舍去对位，取得功能的最大化恢复，这与现代骨折治疗的 BO（Biological Osteoporosis，BO）理念不谋而合。

古人认为："流水不腐，户枢不蠹，动也。形气亦然。形不动则精不流，精不流则气郁。"这种运动观正是形成"动静结合"理念的思想基础。在中医骨伤科，动静结合更是显得尤其重要。唐朝《仙授理伤续断秘方》中就强调固定后要"时时转动""或屈或伸，时时为之方可"。至清朝《主制群征》也有指出"诸骨安排，各有本向……或纵入如钉，或斜迎如锯，或合笋如棱，或环抱如攒，种种不一，总期体固，动之顺而已"。

二、重视整体，标本同治

中医认为人体是一个统一有机的整体，外伤与内损、局部与整体之间是相互作用、相互影响的。正如《正体类要》所说："肢体损于外，则气血伤于内，营卫有所不贯，脏腑由之不和。"胡大佑认为，骨伤科疾患如骨折、扭伤等，虽伤在局部，但与整体息息相关，相互作用，相互影响，故治疗应当从整体出发。这种局部与整体的统一观念是指导临床中医骨伤疾患诊治的重要原则，绝不可忽略。

这种中医的整体观念早已被临床实践证明，现代医学研究的结果显示：机体遭受创伤后会产生一系列变化，不仅有局部损伤，严重者还可引起复杂的全身反应，这些变化原本是机体的生理性和防御性反应，如应激反应、炎性反应等，但反应过强或过弱，则会出现继发性损害。而且机体因损伤刺激后的应激反应常是多元化的，严重创伤后多引发机体神经、内分泌和免疫三大调节系统的连锁反应，造成脏器代谢紊乱、功能障碍，甚至衰竭。

胡大佑认为对整体观念的理解，其一是需要内外兼治，将辨证施治贯穿于内外治疗及手法治疗之中。人体受到外伤，多会先有体内气血脏腑功能的紊乱，其轻重程度可反映受伤部位的肿痛及肢体功能障碍，甚至反映到全身，如烦躁、作呕、便秘、不思饮食等。从全身证候的表现来判断脏腑病理变化，从脏腑损伤的程度来判断局部的创伤性质。要由表及里，由里及表，表里结合，标本兼治。其二是对骨伤疾患的诊治必须有整体观念，如腰痛的诊断，不能单从骨伤科专业去考虑，要从望、闻、问、切分析判断有否肾病、妇科病等，在治疗腰痛时又要结合患者性别和年龄，标本同治，全面把握。其三是不仅需要注重治疗，更要注重功能锻炼，将功能锻炼融入骨伤科治疗的全程，使疾病的愈合和功能恢复同步，缩短疾患的治疗时间。其四是身心同治，给予患者治愈疾病的信心，对抗焦虑情绪，保持乐观向上的态度，对治疗大有裨益。

胡大佑认为补益肝肾是骨伤科内治法的精髓之一。就整体观念而言，无论是骨折、筋伤、脱位，还是内伤腰痛、痹证、痿证等治疗都应贯穿补益肝肾之法。肝能藏血，血能养筋，《素问·经脉别论》言："食气入胃，散精于肝，淫气于筋。"肝将水谷精微输送至全身，发挥濡养作用。若肝血虚，则筋脉不荣，导致各种急慢性疼痛、活动不利。肝郁气滞，则疼痛不适加重。肾藏精，主骨生髓，为"作强之官""先天之本"，筋骨的强健有赖于肾精的充足。肝肾气足，则筋骨强健，尤其在损伤后期，筋骨尚未充实，补益肝肾可加快损伤修复。对于年老体衰、骨质疏松的骨伤科患者，更应注重补益肝肾。

整体观念中，标和本是一对辨证关系，标是本的外在表现，本是标的内在本质。本决定标，标反映本。标本同治的辨证思想是在辨清标本的基础上，用药既照顾到治标，也兼顾到治本，双管齐下，从而提高疗效，缩短疗程，减轻患者痛苦，使治疗用药事半功倍。标本同治不是不分主次，堆砌药物，而是根据病情、病期等不同有所侧重，辨证用药。胡大佑认为气血的调理需分清主次，对于一般外伤，多属气滞、血瘀兼而为病，治当"以血为先"，宜活血化瘀、通络止痛为主，而佐以理气、行气；对于一般内伤，其治多"以气为主"，而予理气行气，佐以活血通络。例如，对于腰椎间盘突出症的治疗，一般认为其病因有风寒湿阻、气滞血瘀、肝肾亏虚等，风寒湿阻、气滞血瘀为标，肝肾亏虚为本，如在急性期，其主要矛盾在气滞血瘀、风寒湿阻，治拟主以祛风胜湿、活血化瘀的药物，如当归、丹参、土茯苓、薏苡仁、威灵仙、木瓜、防风等，以缓解症状。急性期缓解后，主要矛盾则转为肝肾亏虚，则以补益肝肾药物为主，如仙茅、淫羊藿、杜仲、肉苁蓉等。这种标本同治的理念符合"急则治其标，缓则治其本"的治疗原则，是骨伤科疾患中医整体治疗观念的体现。

三、接骨续损，功能为先

随着人口老龄化的出现，以及交通业和建筑业的飞速发展，骨折损伤的患者越来越多，而骨折的救治也成为骨伤科临床的首要课题。

现代医学以往对于骨折的治疗崇尚 AO（Association of the study of Internal Fixation，AO）学派的理论。AO 学派是通过骨折端的加压固定和解剖结构的重建，消除骨折局部的微动，使骨折达到无骨痂性的一期愈合。在骨折愈合过程中，加强固定可以使关节肌肉尽早进行充分、主动、无痛的活动。但为了达到解剖复位和加强固定，需广泛剥离，破坏了周围血供，致骨折端疏松，延迟愈合或不愈合，甚至发生感染。经加强内固定的早期锻炼，发生内植物断裂或再骨折的现象较多，而且不产生外骨痂的一期愈合并不牢固，往往在取出钢板后再次骨折。因此，AO学派观念逐渐改变：骨折的复位和固定以恢复正常的解剖关系；根据骨折及损伤的个体差异，采用内固定或夹板来稳定；通过细致的手法和轻柔的复位技术来保持骨和软组织的血供；局部及全身早期和安全的活动。这是AO向BO的转变，也和中医骨伤科的损伤治疗观念逐渐接近。

中医治疗骨折的首要目的是恢复患者的肢体功能，其次是外形，而不仅仅是恢复其解剖位置，对骨折的治疗效果以功能上的成功与否来衡量。我国著名中西医结合骨伤科专家尚天裕教授亦认为，功能是骨折治疗的生命。因此，中医骨伤科治疗损伤提倡筋骨并重（重视软组织）；动静结合（倡导生物学理论）；内外兼治（促进骨折愈合）；医患合作（加强医患沟通与交流）。

在临床实践中，并不是所有的骨折都要解剖复位，或者有移位的骨折就必须复位，达到解剖复位不一定比非解剖复位的最终功能恢复好、恢复时间短，关键是对骨折复位适应证的选择要正确，这就需要医者有丰富的临床实践经验。尽力做到在不影响功能恢复的前提下争取良好的复位是中医骨伤科的复位原则。有些骨折虽然有不同程度的错位，但并不一定需要复位，通过中医辨证施治，其功能形态的恢复与解剖对位的最终治疗结果并没有显著差别。作为骨伤科医生，应努力争取患者受伤肢体功能的完全恢复，准确把握好骨折对位与功能修复的辨证关系。胡大佑认为由于创伤本身的严重性、广泛性和复杂性，在患者受伤肢体功能难以完全恢复的情况下，首先应考虑患者主要功能的恢复，其次才是复位。乃至可以放弃部分骨折的对位，争取保留功能形态的最大化恢复，不能以损失功能的代价而换取骨折的对位。

随着手术技术的进步和内固定材料的不断更新，骨科医生及骨折患者针对骨折多选用手术内固定治疗，但随之也带来了诸如内固定松动断裂、骨不连、骨感染等一系列并发症；并且因手术治疗费用较高，加重了患者的经济负担。因此胡大佑认为，合理应用正骨手法，同时合理应用中医骨伤科特色外固定方法，动静结合，合理导引锻炼，可以使临床骨伤科治疗具有不开刀、恢复快、患者痛苦小、疗程短、并发症少、治疗费用低的优点。接骨续损，功能为先。这也是目前及今后治疗创伤骨折的另一种趋势。

第三节
肩 关 节 痛

病案一

患　者：陶某　　　**性　别**：女　　　**年　龄**：55 岁

主　诉：右肩疼痛大半年，加剧伴活动不利 1 个月。

现 病 史：患者因做家务劳累出现右肩关节疼痛，活动不利。无明显外伤史。曾就诊于外院行 MRI 检查，提示右侧肱二头肌长头肌腱轻度损伤，右侧肱骨近端骨髓水肿，右肩关节少量积液。曾外贴膏药，症状时作时止。近 1 个月来，又由于空调风口下受凉而致右肩疼痛明显加剧，活动受限，夜间休息时也有疼痛，夜寐欠安。曾就诊我院，先行口服消炎止痛药物等治疗，疼痛症状略好转。为进一步治疗，再次就诊。

既 往 史：否认有心脏病、高血压、糖尿病等疾患史。

过 敏 史：否认。

体格检查：右肩关节活动受限，上举 90° 左右，外展 30° 左右，后伸拇指仅可触及 S1（第 1 骶椎）水平。肩关节前方肱二头肌长头肌腱处压痛，肩峰处轻压痛。肩关节后方无压痛。颈部活动可，各棘上无压痛。舌质淡，苔薄白，脉偏细。

辅助检查：MRI 检查提示右侧肱二头肌长头肌腱轻度损伤，右侧肱骨近端骨髓水肿，右肩关节少量积液。

中医诊断：痹证。

证候诊断：外感风寒，气血凝滞。

西医诊断：肩关节周围炎。

治　法：舒筋活血，祛风通络。

处　方：①中药内服。当归9g，生地黄12g，赤芍9g，川芎9g，延胡索9g，片姜黄9g，桑枝9g，鸡血藤15g，乳香、没药各9g，防风9g，威灵仙9g，天仙藤9g，海风藤9g，合欢皮12g，甘草3g。共7贴。②手法治疗包括剥离肩前痛点、局部按推、轮肩、侧卧痛点点揉、屈肘位轮肩、平推。每周2次。

复　诊：患者诉肩痛好转，活动有所改善。中药续治，原方去天仙藤，加千年健9g。手法治疗，门诊随访。

三　诊：患者中药上方服用2周后，肩部疼痛明显好转，活动明显改善。苔薄，脉偏细。予以中药外洗治疗。方下积雪草12g，伸筋草15g，桑寄生9g，当归9g，红花9g，桂枝9g，草乌9g，独活9g。煎水外洗，热敷患处。每日2次，共14贴。手法治疗同前。

随访至今。肩关节疼痛基本消失，关节活动正常范围。

按语 肩关节周围炎简称肩周炎，亦称粘连性关节囊炎，是由各种急慢性损伤导致的肩关节周围肌肉、肌腱、滑囊及关节囊等软组织的慢性炎症，临床以肩周疼痛、活动受限为主要特点。本病多发于50岁左右的人群，女性高发于男性。本病俗称凝肩、漏斗肩、漏肩风、冻结肩、五十肩等。归属于中医学痹证范畴。

本病起病缓慢，病程较长，发病之初肩部疼痛较轻，患者常不重视，往往因为疼痛逐渐加重而就诊。肩局部可呈广泛压痛，病程长者可导致肩部肌肉萎缩。因此，重视本病的早期诊断甚为重要。辨证要根据病程的长短、感邪的性质、疼痛的特点等，辨清其虚实、寒热、在气、在血。其中发病急，病程短者，多属实；发病缓，病程长者，肩部酸痛麻木，劳累后加重，肢体软弱无力，肌肤不泽，神疲乏力，或局部肌肉挛缩，肩峰凸起，舌质淡，脉细弱无力，多属虚或虚实夹杂证。病在气者，痛而胀，痛处走窜不定；病在血者，多见于外伤后或久病肩痛，痛有定处，局部疼痛剧烈，呈针刺样，拒按，肩活动受限，或局部肿胀，皮色紫暗，舌质紫暗，脉弦涩；感受风寒者，肩部疼痛得暖或抚摩则痛减，病程较短，疼痛局限于肩部，多为钝痛或隐痛，或有麻木感，不影响上肢活动，局部发凉，舌苔白，脉浮或紧，多为肩周炎早期；寒湿凝滞者，肩部及周围筋肉疼痛剧烈，或向远端放射，昼轻夜重，病程较长，往往因疼痛而不能举肩，肩部感寒冷、麻木、沉重，得暖稍减，舌质淡，苔白腻，脉弦滑。

胡大佑治疗肩关节周围炎，强调"治病必求其本"，即健脾益气、培补肝肾以治其本，并随其所感邪气之不同，或祛风散寒，或温经通络，或活血化瘀，以使络通痛止。单纯药物治疗，难以达到理想疗效，故多配合外治疗法综合治疗，如蒸敷、手法、导引等，以提高疗效。

魏氏伤科对于肩关节周围炎的治疗，经常以舒筋活血、祛风通络等法治之。具体临床辨证，有虚实之分。实证者，多以四物汤化裁；虚证者，多用三痹汤加减。本案为外感风寒、气血凝滞实证，故用四物汤加延胡索、片姜黄、桑枝、鸡血藤等，合欢皮和血止痛兼安神，草乌散寒止痛，海风藤除风湿、利关节，而天仙藤则是魏氏伤科在骨伤科疾患实证中善用之药，有活血通络、化湿消肿之功效。复诊见症状有所缓解，去有小毒的天仙藤，加用千年健以祛风湿、壮筋骨。三诊见患者疼痛及活动受限均明显改善，故停用口服汤剂，改用魏氏伤科治疗肩关节周围炎的外用经验方治疗，取得满意疗效。另需要指出的是，手法对于本病具有较好的治疗作用，本案的疗效也可见一斑，但手法治疗的时机应选择恰当。急性发作期间，不宜实施手法，否则会加重局部炎症病变，加重局部渗血和出血。

病案二

患　者：胡某某　　**性　别**：女　　**年　龄**：49岁

主　诉：左肩部疼痛伴活动受限2个多月。

现 病 史：患者体质素弱，平日手足厥寒，面色萎黄，2个月前因睡时露肩，晨起即觉左肩部疼痛，入夜痛甚，自行在患处贴止痛膏药，疗效不佳。到外院就诊，行MRI检查提示左肩关节积液，冈上肌腱变性。予消炎镇痛药物口服，效果不佳，夜间痛甚，左肩明显活动受限，近日就诊本院。

既 往 史：否认有糖尿病、心脏病、高血压等疾患史。

过 敏 史：否认。

体格检查：左肩局部无明显肿胀，左上肢活动受限：前屈上举150°、外展60°，背伸拇指摸棘不能，内收5°，肱二头肌长头肌腱压痛阳性，舌质淡，苔薄白，脉沉细无力。

辅助检查：MRI 检查提示左肩关节积液，冈上肌腱变性。

中医诊断：痹证。

证候诊断：营血虚弱，寒凝经脉，血行不利。

西医诊断：肩关节周围炎。

治 法：温经散寒，养血通脉。

处 方：①中药内服。当归15g，桂枝15g，白芍12g，细辛6g，通草6g，大枣8枚，伸筋草30g，鸡血藤30g，炙甘草6g。煎服。②手法治疗。③蒸敷方外用治疗。④肩关节导引锻炼。

复 诊：治疗7天后，左肩关节疼痛基本消失，肩关节活动较前改善。续手法治疗，蒸敷方局部外用，原方减细辛，加黄芪18g，以益气生血。

三 诊：守上方治疗2周，诸症消失，肩关节活动基本正常。

按语 患者年逾五旬，营血虚弱，复因起居不慎，感受寒邪，凝滞气血，阳气不能达于四肢末端，营血不能充盈血脉，致筋脉拘挛而发病。即《黄帝内经》所云："寒气客于脉外则脉寒，脉寒则缩踡，缩踡则脉绌急，绌急则外引小络，故卒然而痛，得炅则痛立止，因重中于寒，则痛久矣。"治疗当遵循"寒则温之"的原则。胡大佑采用当归四逆汤，系桂枝汤去生姜，倍大枣，加当归、通草、细辛组成。方中当归甘温，养血和血；桂枝辛温，温经散寒，温通血脉，为君药。细辛温经散寒，助桂枝温通血脉；白芍养血和营，助当归补益营血，共为臣药。通草通经脉，以畅血行；大枣、甘草益气健脾养血，共为佐药。重用大枣，合当归、白芍以补营血，又防桂枝、细辛燥烈太过，伤及阴血。甘草兼调药性而为使药。其中，细辛为辛温之品，止痛之力尤强，因其有小毒，古有"细辛不过钱"之说，然根据临床观察，细辛在煎煮30分钟后毒性大减，有止痛之功而无中毒之弊，实为治疗疼痛之良药。

加入伸筋草，功善祛风通络；鸡血藤长于活血养血、舒筋通络。全方温阳与散寒并用，养血与通脉兼施，温而不燥，补而不滞，故获良效。

另外，胡大佑在继承魏氏伤科手法的基础上加用肩前弹拨手法治疗肩周炎，获得良好的临床疗效。魏氏伤科传统肩关节手法有坐位及仰卧位两个体式，通过被动活动肩关节，来拉伸粘连、挛缩的关节囊和肩袖等组织，使挛缩的关节囊松弛，粘连得到松解，并使肱二头肌肌腱炎、腱鞘炎症得以消退。配合肩关节导引锻炼，肩关节活动明显改善。

病案三

　　患　者：谢某某　　　　**性　别：**女性　　　　**年　龄：**68岁

　　主　诉：右肩疼痛伴活动不利1个多月。

　　现 病 史：患者可能因受凉出现右肩关节疼痛，活动受限，夜间疼痛明显。无明显外伤史。曾就诊外院MRI检查提示右肩袖损伤，右冈上肌肌腱炎可能，右肩关节炎，右喙突下滑囊及肩关节腔积液。外院予以推拿、口服药物等治疗，症状未见好转。近日似疼痛症状有加重，活动不利，遂就诊我院。患者自发病来，胃纳可，二便调，夜寐欠安。

　　既 往 史：否认有心脏病、糖尿病等疾患史。血压略偏高。

　　过 敏 史：否认。

　　体格检查：右肩关节活动受限，上举105°左右，外展30°左右，后伸拇指仅可触及S1水平。肩关节前方肱二头肌长头肌腱处压痛，肩峰无明显压痛。肩关节后方无压痛。颈部活动可，各棘上无压痛。舌质偏暗，苔薄，脉沉细。

　　辅助检查：外院MRI检查提示右肩袖损伤，右冈上肌肌腱炎可能，右肩关节炎，右喙突下滑囊及肩关节腔积液。

　　中医诊断：痹证。

　　证候诊断：瘀血阻络。

　　西医诊断：粘连性肩关节囊炎，肩袖损伤。

　　治　法：舒筋活血，通络止痛。

　　处　方：①中药内服。当归 9g，生地黄 12g，赤芍 9g，川芎 6g，延胡索 9g，桑枝 9g，鸡血藤 12g，合欢皮 12g，乳香、没药各 9g，甘草 3g。共 14 贴。②美洛昔康片口服消炎止痛治疗。③手法治疗。④蒸敷方局部外敷。

　　复　诊：患者上方服用 4 周后，患者诉肩痛略好转，活动有所改善。体检见右手拇指可触及 L2（第 2 腰椎）水平。舌质偏暗，苔脉如前。中药续治，重在舒筋活血、祛风通络。原方加防风 9g，威灵仙 9g，路路通 9g。停用西药，继续手法治疗，蒸敷方外用。开始配合导引锻炼，如轮肩导引、插掌反背导引、反扯导引。

　　三　诊：上方治疗 2 周，肩部疼痛明显好转，活动改善，右手拇指摸棘可至 T10（第 10 腰椎）水平左右。舌偏暗红，苔薄，脉缓、偏沉细。治疗有效，宜趁热打铁，继续中药内服，原方加络石藤 9g，千年健 9g，共 14 贴。手法治疗与导引锻炼同前。

　　1 个月后再次随访，患者肩关节疼痛基本消失，关节活动明显改善。

　　按语　肩关节周围炎，因患病以后，肩关节不能活动，仿佛被冻结或凝固，又称冻结肩、肩凝症。本病的特征为疼痛和功能障碍逐渐加重，经数月或更长时间，疼痛逐渐消退，功能慢慢恢复，最后自愈。肩关节周围炎临床上一般分为 3 期。①凝结期：关节囊紧缩，肱二头肌长头腱与腱鞘粘连。②冻结期：关节囊严重挛缩，关节周围软组织受累，退变加剧，滑膜充血，喙肱肌、冈上肌、冈下肌、肩胛下肌挛缩，肱二头肌长头腱鞘炎。③解冻期：发病 7~12 个月后疼痛逐渐消失，活动逐渐恢复。上述凝结期及冻结前期可表现为急性发作性疼痛，多为急性期；冻结后期进入临床缓解期；解冻期疼痛及关节活动逐步改善，临床上称为恢复期。

　　本病的临床表现主要为痛、僵。胡大佑在本病的临床检查中，除了注意观察患肩前屈、外展、内收动作外，多采取拇指摸棘法以评估患肩后伸内旋限制程度。该法具体操作为患臂内旋后伸，以同侧拇指所能达到最高脊椎的棘突为标志，往往健侧同时对比。该法作为检查肩关节的复合动作既简单，又便于对照，是临床上非常实用的方法。

　　本案患者肩关节周围炎，主要以舒筋活血、通络止痛法治之，方取四物汤为底，合以行血舒筋活络的鸡血藤，加上桑枝祛风湿、通经络，乳香、没药止痛组方。复诊病情好转，继续以祛风湿、止痹痛之防风、威灵仙，并入路，活血通络。从复诊看，针对肩痛、活动受限的患者，舌暗，脉沉细，苔薄，可加强温通化瘀之为。患者年近古稀，瘀滞粘连，临床也多见加用红花、桂枝、泽兰等。本案患者在中药内服治疗基础上，并以魏氏伤科手法外治，同时运用导引锻炼之法加强肩关节功能，最终获得满意疗效。

病案四

患　者：张某某　　　**性　别**：男　　　**年　龄**：56 岁

主　诉：左肩关节疼痛 1 年余，伴肌肉萎缩 3 个月。

现 病 史：患者 1 年前，常于黎明时骑摩托车外出作业，反复感寒，渐致左肩部疼痛。曾就诊外院，诊断为肩周炎，予膏药外敷，予非甾体类消炎镇痛药物口服，疗效均不佳。近 3 个月逐渐出现肩部肌肉萎缩，疼痛加重，酸沉重着，抬举无力。患者平素嗜酒及肥甘厚味，脘闷纳差，形体肥胖，肢体软弱无力，肌肤不泽，少气懒言，大便不成形且日 1~2 次。

既 往 史：有高血压、高脂血症疾患史。

过 敏 史：否认。

体格检查：左肩三角肌，冈上肌及斜方肌均不同程度的萎缩，左肩关节被动活动可，主动活动受限，肩前及肩峰端压痛阳性。舌质淡，苔白腻，脉沉缓无力。

辅助检查：暂缺。

中医诊断：痹证。

证候诊断：寒痰阻滞，风湿伏络，气血耗伤。

西医诊断：肩关节周围炎。

治　法：燥湿化痰，祛风散寒，益气养血。

处　方：①中药内服。羌活 15g，藁本 9g，川芎 15g，防风 12g，前胡 12g，当归 15g，陈皮 12g，肉桂 3g，苏子 15g，茯苓 15g，白术 15g，半夏 12g，黄芪 30g，白芥子 12g，炙甘草 6g，煎服。②蒸敷方肩部外用。③肩部导引功能锻炼。

复　诊：治疗 7 天后，左肩关节疼痛无明显缓解，仍守方守法治之，以求转机。

三　诊：守上方治疗 2 周，肩痛、肩酸沉重着皆有所好转，左肩抬举较前自如。证属邪气渐衰，气血未复。治当转予以益气养血为主，兼祛余邪。方下党参 18g，黄芪 30g，白术 15g，茯苓 15g，陈皮 12g，半夏 12g，当归 15g，熟地黄 18g，川芎 12g，羌活 15g，桂枝 12g，伸筋草 30g，鸡血藤 18g，炙甘草 3g。蒸敷方外用，配合肩关节导引功能锻炼。

四　诊：守上方治疗近 2 个月，诸症消失，肩局部肌肉萎缩已不明显。

按语 肩关节周围炎属于中医学痹证范畴。《素问·痹论》认为，其发病乃"风寒湿三气杂至，合而为痹"。其后历代医家逐步认识气血亏虚在其发病中的重要性，如隋朝巢元方《诸病源候论》载："此由体虚，腠理开，风邪在于筋故也……邪客机关，则使筋挛，邪客足太阳之络，令人肩背拘急……"宋朝王怀隐《太平圣惠方》曰："夫劳倦之人，表里多虚，血气衰弱，腠理疏泄，风邪易侵……随其所惑，而众痹生焉。"清朝《医宗金鉴》则认为肩背痛有经络气滞、气虚、血虚以及兼风、兼痰等证候。

胡大佑认为，肩关节周围炎的发生，多以内伤、劳损为基础，以感受外邪为诱因。内伤者以肝脾肾亏虚为主；外感者如久居湿地、涉水冒雨或睡卧露肩等。肩关节周围炎多发生于 50 岁以上的中老年人，其肝肾功能日渐衰退，即如《素问·阴阳应象大论》所云："年四十，而阴气自半也，起居衰矣。"肝为藏血之脏，主筋；脾为后天之本，气血生化之源，主肌肉四肢；肾为先天之本，主骨生髓。肝脾肾亏虚，气血生化乏源，精血不足，筋脉、骨骼、肌肉失于濡养，日久则骨骼脆弱，肌肉痿软无力，筋脉拘挛，发为本病。而气血日渐衰败，营虚卫弱，复因起居不慎，感受外邪，以致风寒湿等邪客于血脉筋肉，致血液运行不畅，不通则痛。此外，劳累过度或外伤，可直接损伤筋脉，致瘀血内停、脉络阻滞，而引起筋脉失养，出现肩背酸沉疼痛等症。

本案患者患痹证 1 年余，风寒之邪内伏可知，加之患者形体肥胖，素嗜酒及肥甘厚味，以致脾胃运化失司，聚湿成痰，痰浊流窜于骨节经络，脉络痹阻，而见肩部疼痛。湿重脾必困，随着病程的延长，脾气日伤，气血渐耗，且气血生化乏源，肌肉失于濡养，则见局部肌肉萎缩。治当燥湿化痰、祛风散寒、益气养血。定痛汤出自《丹台玉案》卷四，其专为痰湿痹阻筋脉所致之肩背项脊疼痛而设。方中前胡、苏子降气化痰，陈皮燥湿化痰为主药；肉桂助阳生火、温经散寒；羌活与藁本、防风同用，祛风胜湿，散寒之痛，引诸药上行；川芎、当归养血活血、通经止痛。加入半夏、茯苓，以助陈皮燥湿化痰，兼能健脾；白芥子善入经络，搜剔痰结，长于治疗"湿痹不仁……骨节疼痛"；黄芪、白术健脾益气，以绝生痰之源。俟邪气渐衰，则转以益气养血为主，兼祛余邪，而收全功。

病案五

患　者：陈某某　　　**性　别：**男　　　**年　龄：**71岁

主　诉：右肩疼痛2个多月，关节活动障碍2周余。

现 病 史：患者于2个月前乘坐公交车时拉伤右肩部。感右肩部疼痛，曾就诊外院，MRI检查提示右侧肱二头肌长头肌腱轻度损伤，右侧肩袖损伤，右肩关节少量积液。曾外贴膏药，症状时作时止。近2周来，患者感右肩部活动不利加重，夜间休息时也有疼痛，夜寐欠安。曾就诊我院，先行口服消炎止痛药物等治疗，疼痛症状略好转。为进一步治疗，再次就诊。

既 往 史：否认有心脏病、高血压、糖尿病等疾患史。

过 敏 史：否认。

体格检查：右肩关节活动受限，上举90°左右，外展30°左右，后伸拇指摸棘仅可触及S1水平。肩关节前方肱二头肌长头肌腱处压痛，肩峰处轻压痛。肩关节后方无压痛。颈部活动可，各棘上无压痛。舌质淡，苔薄白，脉偏细。

辅助检查：外院MRI检查提示右侧肱二头肌长头肌腱轻度损伤，右侧肩袖损伤，右肩关节少量积液。

中医诊断：肩部伤筋。

证候诊断：肝肾不足，气血凝滞。

西医诊断：肩袖损伤，肱二头肌滑脱。

治　法：舒筋、活血、止痛，补益肝肾。

处　方：①中药内服。全当归9g，大生地黄12g，赤芍9g，川芎9g，桃仁12g，红花12g，延胡索9g，片姜黄9g，嫩桑枝9g，鸡血藤15g，防风9g，威灵仙9g，天仙藤9g，海风藤9g，甘草3g。共7贴。②手法治疗包括剥离肩前痛点、局部按推、轮肩、侧卧痛点点揉、屈肘位轮肩、平推。每周2次。③外用蒸敷方。

复　诊：治疗1周后，患者诉肩痛好转，活动有所改善。效不更方，另手法治疗，加用断骨膏治疗，门诊随访。

三　诊：上述治疗2周，患者诉肩部疼痛明显好转，活动明显改善。右肩关节活动受限，上举150°左右，外展90°，后伸拇指摸棘可及L1（第1腰椎）水平。舌淡，苔薄，脉偏细。蒸敷方续治，手法治疗1次。

随访数月，肩关节疼痛基本消失，关节活动恢复至正常范围内。

按语 魏氏伤科对于肱二头肌滑脱称为筋出槽。肱二头肌（长头）位于结节间沟，在近端有横韧带及关节囊把肱二头肌腱限制于结节间沟。小结节发育不良，结节间沟因骨质增生而变浅，导致肱二头肌肌腱容易滑脱；肌肉收缩，也可引起肱二头肌长头滑脱。本案患者肱二头肌肌腱滑脱的同时还有肩袖损伤，肩袖是小圆肌、肩胛下肌、冈上肌、冈下肌四块肌肉的合称，肩袖附着于肱骨大结节。肌腱附着处的结构不同于常规韧带断裂，存在骨结构向腱结构的移行，断裂之后的手术修补并不能完全恢复腱结构、骨结构的生物力学特性，相反瘢痕结构愈合，腱结构的黏弹性及张力均低于正常。手术治疗后，肩关节结构仍可能处于活动障碍状态。经功能训练后可能存在再次破裂的可能。大部分肩袖损伤可以通过保守治疗。

胡大佑对本案以桃红四物汤加减，起到活血化瘀、通络止痛之功效。加延胡索、威灵仙止痛；鸡血藤、片姜黄、天仙藤活血舒筋；防风、桑枝、海风藤祛风通络、止痹痛。魏氏伤科手法治疗肩袖损伤有自己的特色，通过手法改善肩关节活动不利。导引具有自我训练、维持治疗的作用，并进一步改善肩关节活动情况。本案患者经治疗后肩关节活动显著改善，基本恢复正常，疗效确切。

病案六

患　者：姜某某　　　**性　别：**男　　　**年　龄：**63岁

主　诉：右肩疼痛、活动不利2个月。

现 病 史：患者于2个月前感右肩关节隐痛不适，逐步出现活动不利，无明显外伤史。其后右肩关节疼痛加重，严重时夜间痛醒。强迫体位。患者至外院就诊，MRI检查提示右侧冈上肌损伤，肩袖损伤，关节囊水肿。建议患者行右肩关节镜术。患者拒绝。口服消炎镇痛药、外贴膏药，症状时作时止。近2周来，患者感右肩关节疼痛减轻，逐步出现右肩关节活动不利。活动受限，以外展、后伸活动受限为主。夜寐欠安。患者为进一步治疗，至我院就诊。

既 往 史：否认有心脏病、高血压、糖尿病等疾患史。

过 敏 史：否认。

体格检查：右肩关节活动受限，前屈上举130°左右，外展80°左右，内收10°，后伸拇指摸棘仅可触及S1水平。肩关节前方肱二头肌长头肌腱处压痛，肩峰处轻压痛。肩关节后方无压痛。颈部活动可，各棘上无压痛。舌质淡，苔薄白，脉偏细。

辅助检查：MRI检查提示右侧冈上肌损伤，肩袖损伤、关节囊水肿。

中医诊断：痹证。

证候诊断：肝肾不足，气血凝滞。

西医诊断：肩关节撞击综合征。

治　法：补益肝肾，活血通络。

处　方：①外用蒸敷方。②手法治疗首先要让患者取坐位，点揉患者肩背部天宗穴、肩井穴等肩部穴位；然后让患者尽量前屈上举肩关节，在极限位抖动肩关节；最后让患者后伸肩关节，增加肩关节活动度，同时弹拨肩关节前方关节囊。③魏氏伤科导引治疗，包括插掌反臂导引、横平抬臂导引、轮肩导引、作揖导引、反扯导引。

复　诊：治疗后 1 周，患者诉肩痛好转，活动有所改善。蒸敷方续用，手法治疗 1 次。

三　诊：治疗后 2 周，诉肩部疼痛明显好转，活动明显改善。前屈上举 180° 左右，外展 90° 左右，内收 30°，后伸拇指摸棘可触及 T11（第 11 腰椎）水平。苔薄，脉偏细。蒸敷方续用，热敷患处。每日 2 次。续以手法治疗。

随访 2 个月，肩关节疼痛基本消失，关节活动正常范围。

按语 魏氏伤科称肩关节为髃骨骱。肩关节是人体活动范围最大的关节，能做前屈、上举、外展、内收、外旋、内旋及环转活动。肩峰与肱骨头之间是第 2 肩关节，一样有滑膜、关节软骨，肩袖经过第 2 肩关节，肩关节外展时会对肩袖产生挤压。肩袖反复损伤后产生粘连，导致肩关节活动不利、肩袖破裂。肩关节周围炎是以肩关节囊挛缩、粘连为主，并不一定存在肩袖损伤。胡大佑认为绝大部分肩袖损伤、肩关节撞击综合征都可以采用保守治疗。

魏氏伤科手法结合导引、蒸敷方三联治疗肩袖损伤，疗效显著。3 次手法结合导引，患者肩关节活动迅速改善。手法简单、实用，点揉法刺激天宗穴、肩贞穴，沿肩胛骨周缘进行点揉并推动肩胛骨，调整肩胛胸壁关节。被动活动肩关节，松动肩关节，逐步增加肩关节活动度。手法后，鼓励患者行导引治疗，巩固手法治疗后的疗效，避免肩关节活动度恢复原样。外用药物改善肩部肌肉，起到活血化瘀、通络止痛的作用。

第四节
膝 关 节 痛

病案一

患　者：吴某某　　　**性　别：**女　　　**年　龄：**54 岁

主　诉：双膝关节疼痛 2 年，加重 1 个月。

现 病 史：患者平素站立活动较多，2 年前曾有活动后双膝关节扭伤史。

此后一直出现双膝关节疼痛，上下楼时明显。曾于外院行 MRI 检查提示双膝关节髌骨软化症，少量积液（片未见）。未行正规治疗。近 1 个月疼痛加重，右膝明显，外院 MRI 检查提示右膝关节炎，髌骨、胫骨外侧平台和股骨远端骨髓水肿，右胫骨内侧平台小囊变，关节腔及髌上囊积液。后就诊我院。

既 往 史： 否认有心脏病、高血压、糖尿病等疾患史。

过 敏 史： 否认。

体格检查： 双膝关节肿胀。双膝关节活动伸屈受限，内外侧间隙及髌周有压痛。双侧方应力试验阴性。双抽屉试验阴性。双半月板回旋挤压试验（McMurray's Test）阴性。双膝前皮温略高。双浮髌试验弱阳性。舌淡，苔薄，脉平。

辅助检查： 外院 MRI 检查提示右膝关节炎，髌骨、胫骨外侧平台和股骨远端骨髓水肿，右胫骨内侧平台小囊变，关节腔及髌上囊积液。

中医诊断： 痹证。

证候诊断： 气滞血瘀。

西医诊断： 双膝关节滑膜炎，膝骨关节炎。

治 法： 活血化瘀，消肿止痛。

处 方： 消肿散外敷，共 7 贴，每日 1 贴。消炎止痛药物美洛昔康片，每日 1 次，每次 1 片。

复 诊： 1 周后，患者主诉疼痛略有所好转。查体提示双膝无明显肿胀。双髌前压痛，皮温不高。双浮髌试验阴性。予以中药痹通洗方加减外洗。方下积雪草 15g，接骨木 12g，泽兰叶 15g，伸筋草 15g，透骨草 12g，老鹳草 12g，海桐皮 12g，五加皮 12g，络石藤 18g，川木瓜 18g，紫荆皮 12g。共 7 贴。

三 诊： 患者主诉双膝疼痛仍在，但较原来有较大缓解。检查局部无压痛。双膝关节活动正常。拟原方去紫荆皮、泽兰，加用延胡索、炙乳香、没药各 9g。

随访 2 个月，患者双膝疼痛基本消失。日常生活无妨碍。

按语 膝骨关节炎是一种常见于老年人的慢性关节疾病，故又称为老年性关节炎、退行性关节炎。随着人口寿命的延长及社会老龄化，本病的发病率逐渐上升。其主要改变是关节软骨面的退行性病变和继发性骨质增生，X线表现为关节间隙变窄，软骨下骨骨质致密，骨小梁断裂，有硬化和囊性变，关节边缘有唇样增生。后期骨端变形，关节面凹凸不平。关节内软骨剥落，骨质碎裂进入关节，形成关节内游离体。出现临床症状者仅占该病患者总数的 18% 左右。膝骨关节炎的主要临床表现为关节疼痛和活动不灵活，发病缓慢，多见于中老年肥胖女性，后为持续性，劳累及夜间更甚，上下楼梯疼痛明显。膝关节活动受限，甚至跛行，极少数患者可出现膝关节积液。关节活动时可有弹响、摩擦音，部分患者关节肿胀，日久可见关节畸形。中医学无膝骨关节炎病名，但就其常见的膝关节疼痛、肿胀、酸楚、沉重、积液、屈伸不利等表现，应属于痹证中骨痹的范畴，与鹤膝风、筋痹相类似。

《素问·痹论》"风寒湿三气杂至，合而为痹也"之论，虽重视感受外邪的致病作用，但纵观《黄帝内经》与痹证的相关论述看，其更强调正气不足是疾病发生的内在根据。如《素问遗篇·刺法论》说："正气存内，邪不可干。"《素问·评热病论》说："邪之所凑，其气必虚。"《灵枢·百病始生》亦谓："此必因虚邪之风，与其身形，两虚相得，乃客其形。"《金匮要略·脏腑经络先后病脉证》在发病上强调"五脏元真通畅，人即安和"。这一重视人体正气的观点，与《黄帝内经》一脉相承。《金匮要略·中风历节病脉证并治》专立"历节病"，其"历节病，不可屈伸""疼痛如掣""诸肢节疼痛，身体尪羸"恰似本病的临床特征。其所创立的乌头汤等类方，仍为现在习用之良方。孙思邈《备急千金要方·诸风》所载："夫历节风著人，久不治者，令人骨节蹉跌……古今以来，无问贵贱，往往苦之。"此是对晚期病邪深入骨骱，使骨节变形的确切描述。《太平圣惠方》的原蚕蛾散和许叔微《普济本事方》的麝香丸，开始应用虫类药，提高了顽痹、久痹的临床疗效。王清任《医林改错》之身痛逐瘀汤，为瘀血之久痹而设，目前被广泛应用。清朝吴鞠通"痹之兼乎热者，亦复不少"，丰富了致痹的原因。叶天士倡"久痛入络"之说，影响深远，指出"新邪易速散，宿邪宜缓攻"。对痹证日久，提倡温补气血、滋养肝肾。至此，历代医家对痹证的认识，日臻完善，足资骨痹临证思维的参考。

本案所用之消肿散为魏氏秘方，主要起活血消肿、清热止痛之功效。本案患者膝关节局部红肿热痛，用之肿胀消退显著，局部皮肤温度也转为正常，提示局部急性滑膜炎症状缓解，为以后熏洗治疗打下了基础。而外用熏洗药用的是魏氏伤科的痹通洗方。痹通洗方是在魏氏伤科治疗膝骨关节病外用的四肢洗方和下肢洗方的基础上，化裁而成。方中伸筋草、透骨草起除湿消肿、舒筋活血、散瘀止痛之功效；积雪草、苏木具有活血止痛、清热利湿的作用；老鹳草、络石藤祛风通络；海桐皮、五加皮强筋骨、活血脉，川木瓜取其擅"入肝益筋走血"功效，加强舒筋通络。复诊用加泽兰、紫荆皮以加强消肿。三诊时无肿胀，去泽兰、紫荆皮，加延胡索、炙乳香、炙没药加强止痛作用。最后收到良好的疗效。伤科临证用药特点，外用药物亦是重点，如何在外用药方上临证加减，值得进一步思考。

病案二

患　者：黄某　　**性　别**：女　　**年　龄**：52岁

主　诉：右膝疼痛反复发作数年余，加剧2周。

现 病 史：右膝疼痛数年余，多久行或上下楼梯后明显，症状时作时止。曾就诊当地医院，X线检查提示右膝退行性病变。予以口服消炎止痛药物及膏药外贴。用药后症状能略减轻。2周余前，患者外出旅游爬山，此后关节开始疼痛明显加重，平地步行亦觉疼痛较甚，仅能步行10分钟左右。

既 往 史：有高血压史，现未用药。否认有心脏病、糖尿病等疾患史。

过 敏 史：否认。

体格检查：右膝略肿胀，局部皮肤温度略高。右膝关节活动受限，伸直0°，屈膝110°。右膝浮髌试验弱阳性，右胫骨内髁压痛，伴有骨质增生。脉沉，苔薄，边有瘀斑。

辅助检查：外院X线检查提示右膝退行性病变，内侧间隙略变窄。

中医诊断：痹证。

证候诊断：血瘀内停，兼以热蕴。

西医诊断：膝骨关节炎伴急性滑膜炎。

治　法：活血祛瘀，化热止痛。

处　方：消肿散敷贴患处。三七粉 21 贴。

复　诊：治疗 1 周，患者诉用药后疼痛减轻，右膝肿胀有所消退。继以进一步治疗，消肿散敷贴患处，每日更换 1 贴。嘱患者膝关节制动，戴护膝，门诊随访。

三　诊：治疗 2 周后，患者诉右膝静息时疼痛感基本消失，行走时仍少许疼痛。检查发现右膝无明显肿胀，局部皮肤温度不高。活动受限如前。右膝浮髌试验阴性。髌周及膝内侧压痛。脉沉，苔薄，舌边有瘀斑。治疗外用痹通洗方，加马鞭草 15g，乳香 12g，没药 12g，共 14 贴，将药物放入锅内加满水煮沸，熏洗患处，每日 2 次，每次 30 分钟，每 2 日 1 剂。患处外用断骨膏，并口服迈之灵，每日 2 次，每次 2 粒。

后期随访，患者关节疼痛较前明显减轻，关节活动基本恢复至正常范围内。活动行走时间明显延长。

按语 膝骨性关节炎虽属虚实夹杂证，但虚实有主次之别，急性期重在标实，缓解期重在本虚。虚者病在肝肾，以肾虚为主；实者多属湿、痰、瘀，或三者相互搏结。故本病临证诊察，首当辨病以明确诊断，其次辨证，务求详审虚、湿、痰、瘀之孰轻孰重。膝骨性关节炎的诊断，以缓慢发展的关节疼痛、僵硬、肿大，伴活动受限为要点。疼痛多为持续性钝痛，于负重或关节活动后加重，休息后可缓解。随着病情的发展，可见膝关节肿大、屈伸不利，严重者可见关节畸形。

本病虚、湿、痰、瘀之辨，要局部与整体并重，并结合疼痛之缓急及病程之长短等以辨之。大凡膝关节疼痛日久不愈，时轻时重，或筋脉拘急，每因屈伸而加剧，或关节变形、肌肉萎缩、腰膝酸软、伴眩晕耳鸣、面色萎黄、疲乏无力、心悸气短等症，舌质淡或淡红，脉沉弦细者，属肝肾亏虚证。骨痹肿痛，或兼关节积液，下肢沉重酸胀者，多系湿邪所致，因湿性黏腻濡滞，一旦流注关节，往往胶着难去，而肿久不消，并易与顽痰死血相结，滞留难除。若仅关节局部肿痛、不红不热，舌质淡，苔白滑者，多属寒湿证；若关节肿痛而灼热，舌质红绛，苔黄腻者，多属湿热之候；若关节肿大，肌肉瘦削，屈伸不利者，多属热重于湿，热伤阴血所致，最为难治。若疼痛势缓，关节漫肿，或关节顽麻不仁，皮色不红，触之不热，得热痛减，遇寒痛剧，屈伸不利，活动时疼痛加重，舌苔白腻，脉弦者，属寒痰证；若痰邪相搏，痰从热化，可见骨节烦痛，甚至红肿热痛，舌质红，苔黄腻，脉滑数或弦数，属热痰证。顽痹痰结，以寒热错杂多见，具有关节肿痛如梭、经久不消、酸痛沉重、屈伸不利、遇寒遇热皆不适等特征。痹痛日久，顽固难愈，关节刺痛、掣痛，疼痛较剧，痛有定处或痛且麻木，不可屈伸，反复发作，关节僵硬变形，膝关节皮肤色暗，舌质紫暗或有瘀点、瘀斑，脉细涩者，属血瘀或痰瘀互结证。

本案患者为明确的膝骨关节炎。初诊时为急性滑膜炎发作期，故而局部红肿热痛。此时不能做热敷手法等治疗，故先予以消肿散外敷消炎消肿，同时嘱患者制动休息。待急性炎症期缓解后，再拟中药外洗调和治疗。所用痹通洗方具有滑利关节、温经通络、活血祛风之功，主治膝关节筋络损伤、活动不利、肿胀疼痛。方中伸筋草一味为魏氏伤科常用药物，其性味苦辛温，善于舒筋活血、祛风止痛，加用五加皮坚强筋骨，合以老鹳草疏通经络。中药熏洗的热效应常取得较好的疗效。研究表明，骨内高压与膝骨关节病的发生和发展关系密切，静脉瘀滞、骨内高压在膝退行性骨关节病和关节疼痛的机制中起到重要作用。活血化湿中药与开窗手术一样均能降低骨内高压，改善骨内静脉的瘀滞，起到消肿止痛、改善关节活动的作用。

病案三

患　者：张某　　**性　别：**女　　**年　龄：**52岁

主　诉：双膝痛2年，左膝痛明显加剧数月。

现 病 史：患者于2年前开始出现双膝关节疼痛，活动不利。无外伤史，久行后明显，未处理。近几个月来，左膝疼痛明显加剧，局部肿胀，活动受限。无特别交锁症状。曾行左膝MRI检查提示左膝关节退行性病变，半月板损伤。左膝曾行X线检查，胫骨髁间隆突变尖。曾就诊外院，予以膏药外贴，无明显改善。

既 往 史：有心脏病、高血压、糖尿病疾患史。

过 敏 史：否认。

体格检查：左膝肿胀，关节活动受限 5°~120°。内外侧间隙压痛不 明显。内侧膝眼、内侧胫骨平台处压痛。莫氏征阴性。苔薄腻，脉细。

辅助检查：左膝 MRI 检查提示左膝关节退行性病变，半月板损伤。

中医诊断：痹证。

证候诊断：湿邪阻络。

西医诊断：膝骨关节炎。

治 　法：健脾化湿，通络强筋。

处 　方：中药内服。党参 15g，白术 12g，山药 9g，云茯苓 12g，木香 6g，砂仁（后下）3g，当归 9g，川芎 6g，丹参 9g，川牛膝、怀牛膝各 9g，赤小豆 9g，石楠叶 12g，千年健 12g，络石藤 12g，甘草 3g。共 14 贴，水煎服。局部用消肿散外敷。

复 　诊：上方治疗共 3 周复诊，患者主诉左膝疼痛有缓解，肿胀减退，活动有改善，但感乏力。查体见左膝略肿，皮温不高。舌淡，苔薄，脉细。中药续治，原方加五加皮 12g。另外，局部予以痹通洗方加紫荆皮 12g 外洗。指导患者进行膝关节导引锻炼。

三 　诊：2 周后复诊，患者中药外洗配合膝关节导引锻炼，主诉膝关节疼痛明显好转，肿胀消失，膝乏力亦有好转，但行走后仍时有隐隐作痛。苔薄，脉偏细，左膝伸直略受限。拟原方去丹参、木香、砂仁、赤小豆，加续断 12g，杜仲 9g，桑寄生 9g，共 14 贴。续用痹通洗方。

后又随访 1 个月，膝关节肿痛基本消失。目前已无需用药。久行后有时疼痛，外用断骨膏可缓解。

按语 本案为膝骨关节炎，亦是临床骨伤科较常见疾病。针对临床多见虚实夹杂，魏氏伤科善于应用益气活血、化瘀利湿之中药，临床取得较好疗效。首诊见苔薄腻，脉细。故治拟健脾化湿、通络止痛。局部肿胀较明显，则予以消肿散外敷。复诊见治疗有效，趁热打铁，续用原方，另加入五加皮既能祛风湿消肿，又能补肝肾、强筋骨。局部则用魏氏伤科的痹通洗方熏洗患处。这里在痹通洗方的基础上又加紫荆皮，以加强消肿。三诊见患者疼痛，肿胀消除明显，则酌减消肿之品，而加入续断、杜仲、桑寄生等补肝肾、强筋骨之药。

胡大佑强调导引锻炼在膝关节病治疗和康复中的作用，认为导引是保证长期疗效的必要手段。膝部导引有弹膝导引、和膝导引、叩膝导引、蹲膝导引等，需要根据患者的具体情况选择合适的导引方法。在膝骨关节病的治疗中，以药物治疗为主，内外联合用药，配合手法与导引，充分体现了魏氏伤科气血为要、筋骨并重；肝肾为重、调摄脾胃；注重手法、调复平衡的治伤学术思想。

病案四

患　者：戴某某　　　**性　别：**女　　　**年　龄：**44岁

主　诉：反复腰腿、膝痛半年余。

现 病 史：患者半年前逐渐感双侧膝关节疼痛，活动不利，行走活动逐步困难，有沉重感，反复发生肿胀。其后患者感右侧髋关节重坠疼痛，屈伸活动不利。患者自行口服消炎镇痛药物后症状可以缓解，但行走活动不能改善。下蹲、行走活动逐步严重受限。患者就诊时缓步入诊室，体形胖，除髋、膝痛外，诉时感腰膝酸软、头晕目眩、肢体乏力，夜寐不深，无自汗、盗汗，大便溏，月经调。

既 往 史：否认有心脏病、高血压、糖尿病等疾患史。

过 敏 史：否认。

体格检查：腰骶部、骶髂关节压痛，叩痛阳性。左侧髋关节活动受限，双下肢直腿抬高70°，加强试验阴性。左"4"字试验阳性。膝腱反射引出。舌胖、淡，苔厚腻，脉偏细。

辅助检查：X线检查髋关节正侧位提示右髋关节髋臼变浅；膝关节正侧位（图3-1和图3-2）提示双侧膝关节骨质退行性病变，内侧平台塌陷。

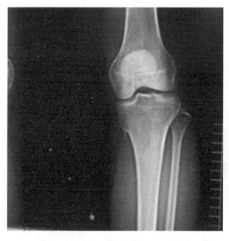
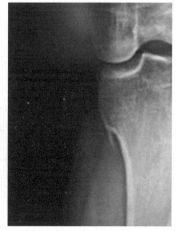

图 3-1　膝关节正位片 1　　　　　图 3-2　膝关节正位片 2

中医诊断：痹证。

证候诊断：湿邪阻络，气滞血瘀。

西医诊断：双膝骨关节炎，右髋臼发育不良。

治　法：清热、祛湿、活血、通络。

处　方：①中药内服。白术 12g，云茯苓 12g，川厚朴 12g，薏苡仁
12g，黄柏 12g，川牛膝 12g，赤小豆 9g，千年健 12g，川地龙 9g，延胡索
12g，杭白芍 12g，平地木 12g，甘草 3g。共 7 贴。西药：口服美洛昔康片 7.5mg，
每日 1 次，口服，消炎止痛。②手法治疗包括膝关节内侧支持带、股四头肌
肌群按推，局部按推，点揉膝眼穴，被动活动双膝关节。每周 2 次。③蒸敷
方外用。

复　诊：治疗后 1 周，患者诉左膝酸痛好转，右膝仍有酸痛，检查提示
浮髌试验阴性。苔黄腻，脉细。前方加羌活 12g，威灵仙 12g，白芷 12g，续
服。外用断骨膏。

三　诊：治疗后 2 周，患者双膝、髋疼痛减轻，行走活动改善。检查提
示左膝关节稍有肿胀，胫骨内侧压痛。外用蒸敷方熏洗。

按语 膝骨关节病是骨伤科常见疾病，尤其多见于中老年人。膝关节病
在中医属于痹证。《素问·痹论》言："所谓痹者，各以其时重感于风寒湿

之气也。"《症因脉治》卷三："痹者闭也，经络闭塞，麻痹不仁，或攻注作痛，或凝结关节，或重著难移，手足偏废，故名曰痹。"痹证病机以风袭、寒凝、湿滞为主，日久则因脉络不通，气血不畅而气滞血瘀。胡大佑认为痹证尽管由三邪导致，但湿邪是治疗重点。湿邪从产生机制有内湿和外湿之别。外湿以久居湿地或年老体衰，腠理不固，气血不运，风湿外袭留注。内湿多为平素喜贪食生冷，寒易伤阳，导致脾胃阳气受损，运化不利，津液潴留，内湿从生。《素问·太阴阳明论》曰："伤于湿者，下先受之。"《灵枢·百病始生》曰："清湿袭虚，病起于下。"湿性重浊，善袭阴位，犯于关节，湿邪留注，故以下肢（尤其膝部）症状为多见，其性黏滞，往往滞留体内，难以清除；久之则易留滞于经络，表现为痰湿瘀滞等虚实夹杂之候。

胡大佑认为本案目前以急性滑膜炎症状为主，骨质退变、增生则是膝骨关节病的基础。中药治疗急性滑膜炎以治疗湿热和血瘀为要点。初期主要是化湿通络止痛，化湿常用黄柏、薏苡仁、赤小豆等为主。而急性滑膜炎症后期，应当以化瘀为主，同时兼顾其他证候。方中千年健是魏氏伤科补肾强筋要药，白术、云茯苓健脾化湿；厚朴化痰湿；延胡索止痛；地龙通经活络。后续予羌活、威灵仙、白芷祛风湿、止痹痛。诸药合用，起到清热除湿、化瘀止痛之功。

下肢髋、膝、踝三个关节力线必须一致（髂前上棘－髌骨前缘中点－足拇趾与第二趾之间）。本案患者髋关节发育不良，导致下肢力线结构异常，故膝关节疼痛后期还可能导致踝关节的骨关节炎症。所以除一般治疗，还应当进行下肢导引锻炼。

第五节
腰 椎 滑 脱

病案一

患　者：许某　　　性　别：女　　　年　龄：41 岁

主　诉：反复发作腰痛数月，加重 2 周余。

现 病 史：患者原有腰痛病史数月，症状时作时止，劳累后、弯腰搬重物后加重，休息后得缓。2 周前由于弯腰搬水，腰部疼痛明显加重，不能俯仰，旋转亦觉得困难。无明显下肢放射痛，无明显下肢麻木。先就诊当地医院，行 X 线及三维 CT 等检查提示 L5（第 5 腰椎）滑脱，L5 双侧椎弓根崩裂，L5~S1 椎间盘突出。予以奇正膏药外贴，症状无明显缓解。患者目前纳差，夜寐可，二便尚可。

既 往 史：否认有心脏病、高血压、糖尿病疾患史。有胃部不适史。

过 敏 史：否认。

体格检查：脊柱侧弯，腰部活动受限明显，后伸尤差，前屈 40°，后伸 0°。腰部两侧骶棘肌明显紧张。L3（第 3 腰椎）~L5 各棘上及两旁明显压痛。翻身困难。直腿抬高试验双侧大于 70°。双下肢肌力感觉正常。舌淡红，苔薄白腻，脉沉细。

辅助检查：外院 X 线检查提示 L5 有 I 度滑脱，可疑椎弓根崩裂。CT 三维重建提示 L5 椎弓根峡部不连并 L5 椎体向前轻度滑脱。MRI 检查提示腰椎退变，L5~S1 椎间盘向右后突出，L5~S1 椎间盘后部纤维环黏液样变性，L5 椎体向前轻度滑脱，双侧 L5 椎弓崩裂，L4（第 4 腰椎）~L5、L5~S1 棘间无菌性炎性病变。

中医诊断：痹证。

证候诊断：脾虚湿阻，经络不畅。

西医诊断：腰椎滑脱，腰椎间盘突出症。

治　法：健脾化湿，通络止痛。

处　方：中药内服。白术 12g，砂仁 6g，陈皮 9g，川朴 6g，焦山楂、焦神曲 9g，茯苓 12g，党参 15g，川续断 9g，牛膝 9g，杜仲 9g，楮实子 12g，千年健 12g，当归 9g，秦艽 6g，伸筋草 15g，广郁金 9g，软柴胡 12g，甘草 3g。共 7 贴。另处理，拍腰椎动力位片，断骨膏外贴。

复　诊：1 周后，患者主诉腰部疼痛略有缓解，活动略有改善。苔薄腻，脉细。腰椎动力位片显示 L5 滑脱 I~II 度。治则同前，原方同前共 7 贴。另嘱以腰托固定。蒸敷方外敷。

三　诊：诊治2周，腰部疼痛基本缓解。活动度明显改善。查体发现腰部轻度侧弯。腰部活动度前屈70°，后伸20°，左右侧屈25°。下腰椎两侧骶棘肌略紧张，压痛轻。舌淡红，苔薄，脉细。追问患者，脘腹不适，纳差改善。故目前治疗拟补益肝肾、强筋通络为主，原方去砂仁、焦山楂、焦神曲、川朴，加山茱萸9g。继续予蒸敷方外用。做抱膝导引功能锻炼。

按语 腰椎滑脱为临床常见病变，分为真性滑脱及假性滑脱。依滑脱程度不同，分正常、Ⅰ度、Ⅱ度、Ⅲ度、Ⅳ度。中医治疗腰椎滑脱，以中药内服、中药外用、导引（自我锻炼）、腰围运用为主。Ⅰ度及Ⅱ度患者经过中医为主的治疗，一般可取得一定疗效。

历代医家认为肾亏体虚是腰痛的重要病机。如《灵枢·五癃津液别》曰："虚，故腰背痛而胫酸。"《景岳全书·腰痛》也认为："腰痛之虚证十居八九。"腰椎滑脱，多半是肾亏体虚、先天禀赋不足，加之劳累太过，或年老体衰，以致肾精亏损，无以濡养腰府筋骨而发生滑脱。故治疗应重视滋肾补骨强筋。

本案治疗突出内服中药及导引特点。首诊见苔脉白腻，脉沉细，舌质淡红，故用药突出健脾化湿，取用白术、砂仁、陈皮、川朴、焦山楂、焦神曲、茯苓、党参为君药；同时考虑患者兼具肝肾亏虚之象，酌入杜仲、川续断、牛膝、楮实子、千年健，一则补益肝肾，二则强筋骨祛风湿，此为臣药；再佐入当归、秦艽、伸筋草和血祛风湿、通经络。

功能锻炼是防治腰椎滑脱，特别是退行性腰椎滑脱的重要手段。抱膝功能锻炼可改善腰椎滑脱之腰椎病理性应力改变，提高脊柱稳定性，对临床症状改善有一定的帮助。

对于抱膝导引功能锻炼治疗腰椎滑脱，从力学角度分析有以下几种可能的机制。其一，腰肌、棘上韧带及棘间韧带有限制腰部过度前屈的作用。当腰部向前处于过度弯曲时，使腰肌、棘上韧带及棘间韧带等紧张起来，从而产生反方向的对抗力。前移的腰椎受到相邻椎体的作用，根据力学原理，其合力方向向后，从而使前移的椎体得到一个向后的拉力。理论上可以促使前移椎体复位，使腰骶角变小，从而减轻腰椎滑脱的剪力，缓解骶棘肌反射性痉挛和增大腰椎椎管的矢状径，起到复位、纠正其不正常解剖关系的作用，使周围神经及韧带受到的牵拉及压迫得到缓解，从而使症状消失、体征改善。其二，抱膝是脊柱、髋、膝屈曲，主要靠前面腹侧的腹直肌、腹外斜肌、腹内斜肌、髂腰肌等肌群主动收缩，后面竖脊肌肌群被动牵拉，正好形成前后肌肉力量大小、方向相反的牵拉力，经过不断前后屈伸，把滑脱向前移位的腰椎向后方牵拉，下位的腰骶椎向前牵拉，促使滑脱的腰椎整复归位，从而起到积极的治疗作用。其三，练习时可以增加腹内压，压力作用于前凸的腰曲上，前移的腰椎在前面首先受到力的作用，从而在冠状轴上有可能改善其不正常的解剖结构关系而缓解症状。

另外，建议腰椎滑脱患者定制加强型腰围，可较有效地加强腰椎的外源性稳定。

病案二

患　者：高某　　　**性　别**：男　　　**年　龄**：57 岁

主　诉：右侧腰腿痛 5 个多月。

现 病 史：患者右侧腰部疼痛牵制右下肢，行走活动受限。在当地医院曾诊断为腰椎间盘突出症、腰椎滑脱，行针灸、骨盆牵引、局部封闭及腰部旋转扳法等治疗，症状加重，不能久立，行走时右腰腿酸痛伴麻木。患者主诉时有耳鸣，近期有明显记忆力减退表现。

既 往 史：曾有高处坠落腰部受伤史。

过 敏 史：否认。

体格检查：腰椎明显侧弯，前屈受限，仅 30°，后伸活动时伴有下肢麻木加重，左右侧屈约 10°。直腿抬高试验左侧 70°，右侧 30°。右侧牵拉试验阳性，L3~S1 右侧广泛压痛。舌质偏红，脉偏数。

辅助检查：外院 X 线检查提示 L5 向前 I 度滑脱，椎弓根崩裂。MRI 检查（片未带）提示 L5~S1 椎间盘后突，硬膜囊受限。

中医诊断：腰腿痛。

证候诊断：肝肾偏虚，血瘀阻滞，经络不畅。

西医诊断：腰椎滑脱，腰椎间盘突出症。

治　法：滋补肝肾，活血止痛。

处　方：中药内服。生地黄、熟地黄各 12g，山药 12g，茯苓 12g，泽泻 9g，山茱萸 9g，淫羊藿 9g，杜仲 9g，川续断 9g，桑寄生 12g，川地龙 9g，土鳖虫 6g，川牛膝 9g，白芍 12g，延胡索 9g，甘草 3g。共 14 贴，煎服。同时外用蒸敷方腰部热敷，手法治疗。

复　诊：诊治 2 周后，患者诉腰痛减轻，活动改善。但诉近来口干，大便干结，面部有少量痤疮。舌质偏红，苔薄腻，脉数。拟原方加减，酌加清热通便之药。上方加知母 9g，牡丹皮 9g，肉苁蓉 9g，共 14 贴，煎服。手法与蒸敷方外用继续。

三　诊：诊治 4 周后，患者腰腿痛、麻木显著减轻，已能下地活动，但活动时间有限，胃纳、二便均正常。体格检查发现双侧直腿抬高试验均 70°以上，右侧臀筋膜、腰椎两侧均有压痛，程度明显减轻。腰椎间盘突出症状已有缓解，予手法适当调整，加用压髋、压膝手法；同时用按、摩、推手法疏通足太阳经、足少阳经，内服中药同前。蒸敷方续用。

按语 腰椎滑脱为常见的脊柱病变，是椎弓峡部骨质缺损引起的椎体前移，导致脊柱失稳，相邻椎体的关节突、关节结构异常，伴随一系列脊柱退行性病变。分真性腰椎滑脱和假性腰椎滑脱，前者椎体滑脱伴有椎弓峡部裂，而后者仅有椎体滑脱而椎弓完整。在治疗上，退变性腰椎滑脱大多可自行稳定，仅 30% 的患者需要手术治疗。

胡大佑治疗腰椎滑脱，内治重在滋肾补骨强筋、活血通络止痛；外治突出手法、蒸敷方外敷配合导引，临床用之，多有良效。

手法治疗是魏氏伤科治疗特色。一般认为腰椎滑脱的患者不宜用手法治疗，但魏氏伤科认为滑脱程度较轻者，一般Ⅰ度滑脱患者疼痛明显，背、腰、臀、部肌肉僵硬，有压痛者，可以采用手法治疗。

胡大佑多采用魏氏伤科改良的督脉经手法治疗。①患者采用俯卧位，医者双手拇指自上而下点揉背、腰、臀、腿部的足太阳、足少阳经络穴位，重点点揉肾俞、大肠俞、环跳、承扶、殷门、委中、承山等穴位，使患者有酸胀或酸痛的得气感，疏通经穴。②重在弹拨和按揉腰背肌肉使之放松。③掌推脊柱两侧阳经循行路线以活血通络。④患者仰卧屈曲，按压髋、膝关节，以正骨理筋。

本案患者为外伤引起的腰椎椎弓峡部断裂，L5有Ⅰ度滑脱伴腰椎间盘突出。经治疗，腰椎间盘压迫症状迅速缓解，而滑脱治疗则需要较长时间。在内外用药的基础上，本病配合手法导引及腰围固定，可防止滑脱进一步加重，缓解症状。内服药以六味地黄为主，加活血通络止痛之品。腰痛不外乎虚实，虚以肾虚为主，实以血瘀常见，魏氏伤科多半以肾虚血瘀为基础辨证治疗各种腰痛，常常配伍通络之品。腰椎滑脱的治疗一般需要较长时间，本案病例病情较重，结合中药内服、外敷、手法，方取得一定疗效。

第六节
颈 椎 病

病案一

患 者：李某某 　　**性 别**：男 　　**年 龄**：48岁

主 诉：颈项部活动不利，左上肢麻木1年余。

现 病 史：患者长期伏案工作，近1年来颈项部活动不利，转侧不舒，左上肢麻木感。外院就诊，予MRI检查提示颈椎生理弧度反曲，颈椎退行性病变。诊断为神经根型颈椎病，予甲钴胺片、双氯芬酸钠双释放肠溶胶囊等药物治疗，效果不佳。就诊本院。追问病史，患者发病以来，左上肢麻木酸痛，得温则麻木可稍缓解，形体消瘦，疲乏无力，易汗出，畏风，每因久坐伏案或受凉后症状加重。

既 往 史：无特殊疾患史。

过 敏 史：否认。

体格检查：颈部活动转侧不利，双侧颈项肌及斜方肌痉挛并散在压痛，左侧臂丛牵拉试验及压顶试验阳性，双上肢肌力及感觉无明显异常，双肱二头肌、肱三头肌反射及桡骨膜反射均引出，双侧霍夫曼征阴性。髌、踝阵挛阴性，下肢病理征阴性。舌质暗淡，舌下脉络紫暗，苔薄白，脉沉紧。

辅助检查：外院 MRI 检查提示颈椎生理弧度反曲，颈椎退行性病变，C7（第 7 颈椎）血管瘤可能。

中医诊断：项强，麻木。

证候诊断：气虚血瘀，寒凝脉络。

西医诊断：颈椎病。

治　法：益气化瘀，温经散寒，舒筋活络。

处　方：①中药内服。黄芪 30g，当归 15g，川芎 15g，桃仁 12g，红花 12g，地龙 12g，葛根 21g，桂枝 9g，白芍 12g，羌活 12g，炙甘草 6g，生姜 5 片，大枣 8 枚。②蒸敷方颈部外用。

复　诊：结合内服、外用治疗 7 天后，颈项部活动不舒及左上肢麻木皆减轻，恶风消失，自汗减少。效不更方，再投。

三　诊：续上法治疗 1 个月，颈部诸症悉除。

按语 有关颈椎病的论述散见于历代文献中，如《素问·调经论》云："寒湿之中人也，皮肤不收，肌肉坚紧，荣血泣，卫气去，故曰虚。"《素问·逆调论》曰："骨痹，是人当挛节也。人之肉苛者，虽近衣絮，犹尚苛也，是谓何疾？曰：荣气虚，卫气实也，荣气虚则不仁，卫气虚则不用，荣卫俱虚，则不仁不用，肉如故也，人身与志不相有，曰死。"《素问·至真要大论》云："诸痉项强，皆属于湿。"《古今医鉴》认为："臂痛为风寒湿所搏，有血虚作臂痛者，盖血不荣筋故也，因湿臂痛，因痰饮流入四肢，令人肩背酸，两手软痹。"张景岳之《类经图翼》提出："凡人肩冷臂痛者，每遇风寒，肩上多冷，或日须热手抚摩，夜须多被拥盖，庶可支持。"薛己《正体类要》序中所谓："肢体损于外，则气血伤于内，荣卫有所不贯，脏腑由之不和。"上述记载不仅描述了颈椎病的主要症状，而且强调了气血亏虚、风寒湿邪对颈椎病的影响。《张氏医通》别出心裁，强调："有肾气不循故道，气逆挟脊而上，至肩背痛；或观书对弈久坐而至脊背痛者。"此论说明，体位不良可导致颈椎病的发生，这与现代医学对颈椎病的认识相一致。

本案患者"卫气虚"之体，风寒乘虚入侵，伏于经络，痹阻气血；加之长期伏案工作，"劳则气耗"，且劳伤玉柱骨，以致气血瘀滞脉络而顽麻不愈。随着病程的延长，气愈虚则风寒之邪，脉络之瘀愈不易除，而邪气久羁，则正气愈伤。此"卫气虚"之不仁与《素问·逆调论》"荣气虚则不仁"之说相悖，但本案的病机特点在于"瘀血不去，新血不生"，仍然具有"荣气虚"的一面。祛瘀方可生新，而使荣气实。用活血化瘀法治疗"不仁"，必须具有瘀血的特征，但诸多瘀血见证，不必悉具。本案立法用药，当治本与治标并重，扶正与祛邪兼顾。故既用补阳还五汤以益气化瘀，又用桂枝加葛根汤以温经散寒、舒筋活络。方中黄芪、葛根用量独重，悉配伍之要点，一则使气足以行血化瘀，二则解肌生津，以缓解筋脉之拘急。加入羌活一味，以祛风寒、利关节，并长于治"督脉为病，脊强而厥"，又可兼作引经之用。全方虽药简而力专，切中病机，而收全功。

病案二

患　者：吴某某　　　**性　别**：女　　　**年　龄**：50岁

主　诉：颈项强痛、转侧不利1年余，加重1周。

现 病 史：患者从事伏案工作，近1年来出现反复颈项强痛、转侧不利。曾行颈椎MRI检查提示C3（第3颈椎）~C4（第4颈椎）、C4~C5（第5颈椎）、C5~C6（第6颈椎）椎间盘突出，颈椎退行性病变。自行口服颈复康颗粒等，症状有所缓解。1周前颈项强痛有所加重，再次口服颈复康颗粒，症状改善不明显，遂就诊本院。追问病史，发病以来有指端麻木、憋胀，伴时发眩晕，食欲不振，时有恶心、嗜睡困倦等。

既 往 史：有高血压疾患史多年。

过 敏 史：否认。

体格检查：颈部活动屈伸及旋转不利，双侧C3~C4、C4~C5棘突及棘间隙两侧压痛明显，双侧臂丛牵拉试验及压顶试验阴性，双上肢肌力及感觉无明显异常，双肱二头肌、肱三头肌反射及桡骨膜反射均引出，双侧霍夫曼征阴性。髌、踝阵挛阴性，下肢病理征阴性。舌质暗淡，有瘀斑，舌体胖边有齿痕，苔薄白腻，脉沉细无力。

辅助检查： MRI 检查提示颈椎退行性病变，C3~C4、C4~C5、C5~C6 椎间盘轻度突出。

中医诊断： 项强。

证候诊断： 脾虚失运，清阳不升，痰瘀互结。

西医诊断： 颈椎病。

治　法： 健脾益气升阳，佐以祛痰活血通络。

处　方： ①中药内服。党参 18g，黄芪 18g，升麻 6g，葛根 18g，蔓荆子 12g，白芍 12g，川芎 15g，红花 12g，清半夏 12g，陈皮 12g，茯苓 15g，黄芩 9g，羌活 15g，炙甘草 3g。②蒸敷方颈部外用。

复　诊： 结合药物内服、外用治疗 7 天后，颈项强痛、眩晕明显好转，手指麻木较前减轻，饮食增加，恶心基本消失。舌脉同前，效不更方，继予原方治之。

三　诊： 续上法治疗 20 剂，诸症消失。嘱患者继续服用补中益气丸成药，以巩固疗效。

按语 颈椎病又称颈椎综合征，系指因颈椎椎间盘退变及其继发椎间关节改变，所致脊髓、神经、血管损害而表现的相应症状和体征。好发于 40 岁以上的中老年人，男性多见于女性，以 C5~C6、C6~C7 两节最为常见。颈椎病的发生与颈椎间盘退行性病变、损伤，以及颈椎先天性椎管狭窄等因素有关。颈椎是脊椎中体积最小，但灵活性最大，活动频率最高的节段。因此，自出生后，颈椎随着人体的发育和生长，不断承受各种负荷劳损，甚至外伤，逐渐出现退行性病变。尤其是颈椎椎间盘，不仅退变过程开始较早，且是诱发或促进颈椎其他部位组织退行性病变的重要因素。主要表现为颈椎椎间盘退变本身及其继发性的一系列病理改变，如椎关节失稳、松动；髓核突出或脱出，骨刺形成；韧带肥厚和继发的椎管狭窄等，刺激或压迫邻近的神经根、脊髓、椎动脉及颈部交感神经等组织，引起一系列功能障碍的临床综合征。

根据本病的不同临床表现，可将其分别归属于中医学眩晕、项强、麻木等范畴。

根据《医宗金鉴·正骨心法要旨》关于"旋台骨，又名玉柱骨，即头后颈骨三节，一名玉柱骨"的记载，以及《正体类要》序"肢体损于外，则气血伤于内，营卫有所不贯，气血由之不和"之论，胡大佑认为经络气血不合是颈椎病的发病关键。颈椎病病变在颈项肩背部，恰好是太阳经、督脉等经络循行部位，如后颈部为督脉、足太阳膀胱经、足少阳胆经所经过，侧颈部为手少阳三焦经、手太阳小肠经、手阳明大肠经所经过。如经络循行部位壅塞不通，可造成局部气血不和，引发颈部疼痛、僵硬、手麻、头晕等各种表现。颈椎所在属于督脉循行之处，故颈椎病的病理基础是督脉损伤，瘀血阻滞，经络不通。引起经络气血不和的因素主要有内、外两端。外者乃因风、寒、湿诸邪侵袭，客于经络，使经气不利，太阳经、少阳经、督脉等循行部位的气血不通，以致项强、活动不利、肢麻等。内者不外脾、肝、肾亏虚。脾虚则气血生化乏源，经络失于濡养，或脾虚失运，痰湿内生，痰瘀互结，阻滞经络；肝藏血主筋、肾藏精主骨，肝肾精血亏虚，筋骨经脉失于濡润，均可引起眩晕、肢体麻木、疼痛等症。

针对颈椎病的发病机制，胡大佑强调当以疏通经络气血为要。其治法的具体运用，当审证求因，针对其病机特点确定，如寒湿痹阻者治以温经祛寒、除湿通络；痰瘀阻络者治当健脾祛痰、活血通络；中气下陷、清阳不升者当补气升阳；肝肾不足、精血亏虚者当益肾填精、养血柔肝。中医药治疗本病疗效可靠，应坚持以非手术为主的治疗原则，多数患者都可通过保守疗法获得痊愈或好转。只有那些通过正规非手术治疗无效，而又影响工作和生活者方可考虑手术。

本案患者长期伏案工作，损伤颈部经络，气血不畅；复因脾虚失运，聚湿成痰，以致痰瘀互结，痹阻经络，不通则痛。脾胃虚弱，清阳不升，浊阴不降，而致眩晕、嗜睡、恶心、食欲不振等症。因此，其治疗当以益气升清为要。本案用方化裁自《东垣试效方》中的益气聪明汤，方中黄芪、党参、炙甘草甘温，健脾益气；葛根柔筋解痉、白芍敛阴和血，共治颈项强痛；升麻、蔓荆子清扬升散，以升发阳气。另加之加减二陈汤为《医钞类编》卷五引朱丹溪方，改方以二陈汤为基础，旨在治痰，加入羌活能去颈项之痰湿，通颈项之筋脉；酒炙黄芩燥湿，红花活血通经；复加川芎，以增强活血通络之功。诸药合用，源流同治，使清阳升、气血和，而诸症乃愈。

病案三

患　者：柳某某　　**性　别**：女　　**年　龄**：34岁

主　诉：颈背部疼痛，放射至右上肢，疼痛加重1个月。

现病史：患者诉无特殊诱因下出现颈部板滞疼痛，伴右上肢麻木半年，取侧卧位时症状加重，无外伤史。曾就诊当地医院，诊断为神经根型颈椎病。曾行牵引、推拿、口服肌肉松弛药，症状有所好转。1个月前，诉行颈椎牵引后右上肢麻胀加重，并牵制疼痛明显。患者发病始行走无足部踩棉花感，无行走发飘感。时有心悸、心神不宁、失眠多梦。纳一般，二便尚可。

既往史：否认有心脏病、高血压、糖尿病疾患史。

过敏史：否认。

体格检查：颈椎活动度正常范围。颈项部肌肉略紧张。C3~C6双侧棘旁压痛。双斜方肌痉挛伴压痛。右压顶试验弱阳性。双牵拉试验阴性。双上肢三角肌、肱二头肌、肱三头肌肌力5级。双手握力正常。双肱二头肌、肱三头肌反射引出。双侧霍夫曼征弱阳性。双下肢髌、踝阵挛阴性。舌淡，苔中薄稍腻，脉细。

辅助检查：X线检查提示颈椎生理弧度反曲，双侧C3~C4椎间孔狭窄，颈椎退行性病变。

中医诊断：痹证。

证候诊断：心脾两虚，营血不足。

西医诊断：神经根型颈椎病。

治　法：养心安神，佐以荣筋通络。

处　方：中药内服。党参15g，黄芪15g，当归9g，白术9g，木香6g，广陈皮6g，茯神9g，柴胡9g，枣仁12g，远志9g，桑枝9g，鸡血藤9g，羌活9g，海风藤9g，甘草3g。共7贴，水煎服。蒸敷方外用，配合手法。

复　诊：治疗1周后，患者主诉颈背板滞酸胀、上肢麻木等症状有所好转。查体发现颈部活动度正常。右侧颈项肌略紧张，散在轻压痛。双上肢肌力感觉可。双上肢生理反射对称引出，双侧霍夫曼征弱阳性。舌淡，苔薄，脉细。继续按原中药辨证施治方案，共7贴。继续予以蒸敷方外敷，手法治疗。

三　诊：患者诉颈部板滞疼痛及麻木感均明显减轻。苔脉如前。继续中药原方内服，外用蒸敷方巩固。

按语 颈椎病应首先辨外感与内伤，进而辨别证候之虚实。新病一般多由外因所致，多属实证，为邪气偏盛，外邪阻滞，或气滞血瘀，或痰瘀交阻，病程较短。久病或内伤引起者多以正虚为主，多表现为肝肾不足，或虚实错杂，病程较长。一般而言，若颈项强痛，恶寒，头重如裹，脉浮滑或沉缓，舌质淡，苔白腻或白滑，多属风寒湿证；下肢软弱无力，或颈部刺痛，痛有定处，舌质紫暗或有瘀斑，苔薄白或白滑，脉沉迟或涩，多属瘀血阻络证；颈部缓痛，活动不利，眩晕，腰膝酸软，舌质淡，苔薄白，脉沉弱无力，多属肝肾不足证；颈部刺痛，痛引肩臂，活动不利，舌质紫暗或有瘀斑，苔薄白或白滑，脉沉迟或涩，多属气滞血瘀证。

本案患者颈部疼痛，手臂牵制疼痛麻木，然中医辨证其舌淡，脉细，苔中部薄腻，同时主诉有失眠、心悸。证属心脾两虚，气血不足。故处方用药宗气血双补，心脾同治，选用归脾汤加减。方中党参、黄芪、白术、甘草益气健脾；茯神、枣仁、远志、当归养血补心安神；陈皮、木香、柴胡理气，又可防益气补血之药物滋腻滞气。针对颈背部疼痛板滞，再入桑枝、羌活、海风藤、鸡血藤，前三味祛风通络止痛，鸡血藤味苦、微甘，性温，功效补血行血、舒筋活络，其入肝、肾经，对肢体麻木、风湿痹痛尤宜。

病案四

患　者：毛某某　　　**性　别**：女　　　**年　龄**：57岁

主　诉：头晕1年余。

现病史：头晕反复发作1年余，头晕发作与体位无明显关系，头晕时无明显视物旋转，无意识障碍。同时伴有颈项酸痛板滞不舒。有时见右手指麻木。无明显头痛，无喷射性呕吐。曾经外院头颅 CT 检查无特殊。予以口服药物治疗，具体不详。症状未能缓解。后就诊我院，MRI 检查提示颈椎退行性病变，生理弧度变直，C4~C5、C5~C6、C6~C7 椎间盘膨隆。曾行经颅多普勒超声（TCD）检查无异常。

既 往 史：有轻度高血压疾患史，目前用药控制，血压监测 130/80mmHg 左右。否认有心脏病、糖尿病疾患史。

过 敏 史：否认。

体格检查：颈椎活动可，两侧颈项肌、斜方肌略痉挛，无明显压痛。颈椎各棘上、棘突间、棘突旁无明显压痛及放射痛。双肩活动可。压顶试验弱阳性。臂丛牵拉试验阴性。双上肢肌力及感觉无明显异常，无眼颤。双霍夫曼征阴性。舌偏红，苔黄腻，脉细弦。

辅助检查：MRI 检查提示颈椎退行性病变，生理弧度变直，C4~C5、C5~C6、C6~C7 椎间盘膨隆。TCD 检查提示椎 - 基底动脉及颅内所测动脉未见明显异常。

中医诊断：眩晕，颈椎病。

证候诊断：湿热阻络。

西医诊断：椎动脉型颈椎病，眩晕待查。

治 法：清热化湿，平肝止眩。

处 方：①中药内服。黄柏 9g，知母 9g，竹茹 9g，半夏 9g，川芎 9g，明天麻 9g，野菊花 6g，钩藤 12g，茯苓 12g，陈皮 6g，枸杞子 9g，白芷 9g，合欢皮 12g。共 7 贴。②蒸敷方局部外用。

复 诊：治疗 1 周后，患者主诉头晕及颈项酸痛板滞略有减轻，右手指略觉麻木。苔薄腻，脉细。再拟益气活血，化湿通络方治之。方下生黄芪 15g，苍术 12g，茯苓 12g，山药 9g，白术、白芍各 9g，防己 9g，炙天南星 9g，炙僵蚕 9g，陈皮 6g，地龙 9g，桑枝 9g，葛根 9g，延胡索 6g，伸筋草 15g，络石藤 18g，甘草 3g，共 7 贴。

三 诊：上方服用 1 周，头晕及颈项板滞酸痛较前明显减轻，右手指麻木亦瘥。苔薄，脉细。原方去僵蚕、炙天南星，加当归 9g，生地黄 9g，川芎 9g，党参 9g，黄精 9g，共 7 贴。

（按语）本案为椎动脉型颈椎病，系颈椎退变或损伤而致椎动脉痉挛或受压，从而导致有关组织缺血和缺氧，引起眩晕、头痛、颈项板滞等症状。其主症是眩晕，故中医将其归为眩晕范畴。《黄帝内经》"病机十九条"有"诸风掉眩，皆属于肝；诸湿肿满，皆属于脾；诸痉项强，皆属于湿"之说。眩晕之症，多责于肝郁、肝火。胡大佑临证亦认为，椎动脉型颈椎病的病位往往在肝，但病机往往为湿，故施治多取平肝化湿为之。益气活血通脉法治疗椎动脉型颈椎病也多为常见，椎动脉痉挛导致脑部供血不足是眩晕的主要原因，从中医角度分析，多为气虚不能推动血行，即使有时虽无明显气虚体征，但治疗时仍要兼顾气血。

椎动脉型颈椎病临床比较多见，除颈椎病一般症状外，眩晕、恶心、头痛等是其特征。近年来由于 TCD 检查的普及，多提示本病有椎 - 基底动脉血流流速变慢及血流阻力增高的改变。也有研究提示，全血黏稠度增高是本病的重要原因。胡大佑认为本病的病因包括标本两个方面，是标本同病。标是指劳损瘀滞或外邪；本是指气血不足，肝肾亏虚。治法多见补益气血、化瘀利湿、平肝通脉等。

本案患者属于湿热内蕴，阻遏经络，清阳不升，清空之窍失去濡养而致使头晕。故本证先以清湿热、平肝阳之品开路。初诊中应用枸杞子既有养血益肾之功，又能配合天麻、钩藤平肝止眩。复诊黄苔已去，根据"无痰不作眩"之说，抓住痰之病机，通过患者苔脉证候，诊断出患者气血不足，痰湿入络，先拟益气健脾、化痰通络之方。至三诊，见舌淡苔薄，脉偏细。痰湿既然已去，停用化湿作用强的炙天南星和僵蚕，加入益气养血之品，补益气血通络止痛，收到良好疗效。

病案五

患　者：陈某某　　　**性　别：**女　　　**年　龄：**49 岁

主　诉：颈部板滞疼痛不适，伴间断发作头晕半年。

现 病 史：患者半年前无特殊诱因下出现颈部板滞疼痛不适，伴间断发作头晕。无行走发飘,无外伤史。曾就诊外院,行 X 线检查提示颈椎轻度退行性病变。曾予以甲磺酸倍他司汀片、颈舒颗粒等药物口服治疗,症状改善不明显。就诊本院。

既 往 史:否认有心脏病、糖尿病等疾患史。血压偏高。

过 敏 史:否认。

体格检查:颈椎活动可。颈椎棘上无压痛。两侧颈项肌略痉挛,散在轻压痛。双侧三角肌、肱二头肌、肱三头肌肌力 5 级。双肱二头肌、肱三头肌反射引出。双桡骨膜反射未引出。双侧霍夫曼征阴性。双髌、踝阵挛阴性。双上肢皮肤感觉无明显异常。舌淡红,苔薄,脉细弦。

辅助检查:X 线检查提示颈椎轻度退行性病变。

中医诊断:痹证,头晕。

证候诊断:气血不足。

西医诊断:混合型颈椎病。

治 法:益气通脉,佐以平肝。

处 方:①中药内服。黄芪 15g,太子参 15g,白芍 9g,川芎 9g,枸杞子 9g,女贞子 9g,桑椹 9g,稆豆衣 12g,何首乌 12g,杭甘菊 9g,毛冬青 12g,天麻 6g,钩藤 9g,甘草 3g。②进行颈动脉、椎动脉 B 超检查。③配合颈椎手法治疗。

复 诊:治疗 1 周后,患者诉颈部疼痛不适好转,仍有头晕,时有纳呆。B 超检查提示双侧椎动脉狭窄,未见斑块。体检见舌质略红,苔薄稍腻,脉细弦。中药续治,原方加白术 12g,陈皮 6g,白蔻仁 6g。配合手法治疗。门诊随访。

三 诊:上方中药服用 3 周后,患者头晕明显改善。检查后颈部活动可,两侧颈项肌略紧张,局部无压痛。苔薄,脉细。中药原方加葛根 9g,桑枝 9g。

1 个月后再次随访,患者痊愈。

按语 头晕病症,有虚有实,然临床多虚实夹杂。魏氏伤科主要传人李国衡先生曾总结伤骨科临床以头晕主症的患者,多为虚实夹杂,其中又以肾虚肝旺多见。李国衡先生创立益气通脉汤，主要针对气血肝肾不足，兼夹肝阳偏盛者。本案患者脉细弦，苔薄，有血压偏高病史，故临证用益气通脉加减。全方补通兼备，以太子参、黄芪益气，白芍养血，配合川芎，使补而不滞。方中用稽豆衣，一则仗其养血之功，二则依其益肾平肝止眩之用。枸杞子、女贞子、桑椹、何首乌可补肾固本。毛冬青功善活血通脉，经药理研究证实，其主要成分为毛冬青黄酮苷，对外周血管有一定扩张作用，通过直接作用于血管壁平滑肌而扩张血管。复诊见苔薄腻，适当加入和胃化湿行气之药味；三诊见颈项肌略紧张，则在巩固前法应用的基础上加用葛根、桑枝，以解肌祛风通络。

　　手法对本病的治疗有重要作用，可使上下气血贯通，改善局部循环，缓解症状。胡大佑强调本病手法治疗集中在主要痛点部位及有关穴位。要摸清痛点，以利手法进行。本病痛点部位多在相应颈椎病变节段的两侧及上背部。颈部常见为C3~C4、C4~C5、C5~C6两侧，颈枕痛者痛点多为脑空穴、风池穴、风府穴；颈肩痛者痛点多为肩井穴、肩中俞穴、肩髎穴、天宗穴、膏肓穴等部位。有学者从肩胛下肌局部感觉神经支配及中医经络学说理论出发，指出天宗穴压痛反映颈神经受压的情况。因此，在颈背部相应痛点穴位实施手法治疗，对缓解或消除颈椎病疼痛症状有一定的作用。手法多以搓拿法、点揉法、按揉法、抹推法为主，交替操作，切忌粗暴，以防颈髓损伤。

病案六

患　者：陆某某　　　**性　别**：女　　　**年　龄**：49岁

主　诉：颈部板滞，伴双颈背、手臂麻木2年余。

现病史：患者诉无特殊诱因下出现颈部板滞疼痛，伴双颈背手臂麻木2~3年，取侧卧位时症状加重，无外伤史。曾就诊当地医院，诊断为颈椎间盘突出症。曾行牵引、推拿、口服肌肉松弛药物，症状有所好转。1年前诉行颈椎牵引后双上肢麻胀又有加重，复查MRI提示C6~C7椎间盘突出。患者目前行走无足部踩棉花感，无行走发飘感。时有心慌、心神不宁、失眠多梦。纳一般，二便尚可。

既 往 史: 否认有心脏病、高血压、糖尿病疾患史。

过 敏 史: 否认。

体格检查: 颈椎活动度为正常范围。颈项部肌肉略紧张。颈背部无压痛。左压顶试验弱阳性。双牵拉试验及压顶试验阴性。双上肢三角肌,肱二头肌、肱三头肌肌力 5 级。双手握力正常。双肱二头肌、肱三头肌反射引出。双侧霍夫曼征阴性。双下肢髌、踝阵挛阴性。舌淡,苔中薄稍腻,脉细。

辅助检查: 外院 MRI 检查提示 C6~C7 椎间盘突出。

中医诊断: 痹证。

证候诊断: 心脾两虚,营血不足。

西医诊断: 颈椎病,颈椎间盘突出症。

治 法: 养心安神,佐以荣筋通络。

处 方: 中药内服。党参 15g,黄芪 15g,当归 9g,白术 9g,木香 6g,广陈皮 6g,茯神 9g,枣仁 12g,远志 9g,桑枝 9g,鸡血藤 9g,羌活 9g,海风藤 9g,甘草 3g。共 7 贴,水煎服。配合手法治疗。建议颈椎 X 线检查(颈椎正侧左右斜位片)。

复 诊: 治疗 1 周后,患者主诉颈部板滞酸胀、上肢麻木等症状有所好转。X 线检查提示颈椎轻度退行性病变,生理弧度稍直。查体发现颈部活动度正常,左侧颈项肌略紧张,散在轻压痛,双上肢肌力感觉可。双上肢生理反射对称引出,病理征阴性。舌淡,苔薄,脉细。继续按原中药辨证施治方案,原方共 14 贴。另予蒸敷方外敷。

三 诊: 上方治疗 2 周,患者诉颈部板滞疼痛及上肢麻木感均明显减轻。苔脉如前。继续中药原方内服,外用蒸敷方巩固。

按语 患者病史两年余,自感颈部板滞,双颈、背、上臂麻胀,查房体检无特别阳性体征,颈椎病症状不典型。虽见 MRI 提示颈椎间盘突出症,仍拟 X 线检查排除其他颈部特别疾患。三诊后,症状虽有明显好转,亦需嘱其他检查,排除其他疾患。诊病不可一味依赖单一影像学检查,而要辨病与辨证相结合。

在诊断上,胡大佑注重整体查脏腑气血阴阳之虚实,尤其是苔脉;局部查肢体筋络之功能结构，重视体检。对于患者整体脏腑气血阴阳的诊断，主要依靠中医四诊望、闻、问、切，即使是同样的整体辨证，中医伤科和中医内科也有所不同，中医伤科的重点是关注气血和邪正盛衰，中医内科可能更偏重于脏腑功能失调。在四诊中要重视患者的主观感受、精神状况、客观的形体、动作、舌苔、脉象。对于局部诊查，重在疼痛的特性，以及伴发的肿胀、畸形、萎缩、挛缩、肿块。尤其是对于肢体关节功能状态，如活动范围、感觉、肌力、生理病理反射，要仔细检查，和主诉、影像、实验室检查结果相对应，能相互印证才能说明诊断的合理性，由此确定局部气血津液的病机。

对于本案患者，治疗以中医辨证为主，全身情况结合苔脉。患者心脾两虚，营血不足，从而不能奉养心神，以致心神不宁，失眠寐差；而血虚，则致颈臂气血失荣、酸麻重胀。故治拟归脾汤结合桑枝、羌活、鸡血藤等通络药物，收获疗效。

第七节
腰椎间盘突出症

病案一

患　者：沈某　　　**性　别**：男　　　**年　龄**：64岁

主　诉：右腰腿疼痛半年。

现病史：患者数年前有腰部外伤史，平卧休息后改善。本次患者于半年前，开始出现右腰腿酸痛，活动不利。曾就诊外院，经CT检查提示L4~L5、L5~S1椎间盘突出。曾予以口服消炎止痛药物。用药后疼痛有所减轻，停药后疼痛又加重。症状反复，迁延未愈。患者目前不耐久行，形寒畏冷。患者自发病以来，纳差，夜寐欠安，二便尚畅通。

既往史：有高血压疾患史，目前服药血压控制140/75mmHg左右。否认糖尿病疾患史。

过 敏 史：否认。

体格检查：腰椎轻度右侧弯，正常生理弧度减小。腰部活动受限，前屈50°，后伸10°，左右侧屈20°。直腿抬高试验为左80°，右30°，右侧加强试验阳性。"4"字试验阴性，屈颈试验弱阳性。右侧骶棘肌明显紧张。L5右侧棘突旁深压痛，伴右下肢放射痛，右拇趾跖屈肌力较左侧减弱，右跟腱反射迟钝，右小腿后侧、右足跟部皮肤感觉较对侧迟钝。苔薄白，舌质淡胖，脉细濡。

辅助检查：外院 CT 检查提示腰椎退行性病变，L4~L5、L5~S1 椎间盘突出，黄韧带增厚，相应椎管狭窄。

中医诊断：腰腿痛。

证候诊断：气血失和，督脉不固。

西医诊断：腰椎间盘突出症。

治 法：益气和营，固腰息痛。

处 方：中药内服。黄芪 15g，全当归 9g，川芎 9g，独活 9g，川续断 12g，炙狗脊 12g，细辛 3g，桂枝 6g，秦艽 6g，杜仲 12g，威灵仙 9g，炙地龙 10g，炙甘草 6g。共 7 贴。

复 诊：治疗 1 周后，患者自觉右腰腿仍觉酸痛滞重，畏冷较前减轻。苔薄白，脉细濡。气血未和，再拟益气和营，调益肝肾。方下黄芪 15g，当归 9g，川芎 9g，独活 9g，川续断 12g，炙狗脊 12g，细辛 3g，桂枝 6g，虎杖 12g，杜仲 12g，威灵仙 12g，广地龙 9g，甘草 6g，共 7 贴。

三 诊：1 周后复诊，患者主诉右腰腿酸痛滞重感觉明显好转，右下肢板滞亦减轻，L5 右棘突旁略有压痛，无明显右下肢放射痛，双侧直腿抬高试验80°，加强试验阴性。苔薄质淡，脉细。再拟益气和营，调益肝肾。原方减虎杖、杜仲，加川牛膝 9g，鸡血藤 12g，白术、白芍各 9g，共 7 贴。

此后随访，患者腰腿疼痛基本消失。

按语 整体与局部、辨证与辨病相结合，是胡大佑治疗伤科疾患辨证论治的一个主要特点。首先就是整体体质辨证论治，根据望闻问切四诊，判断患者整体的气血脏腑盛衰；其次就是局部辨证，主要依据症状及病理，判断患者局部经络气血的状况；再次就是对症治疗，针对主要症状选择相应的治疗方法。

《正体类要》云："肢体损于外，则气血伤于内，营卫有所不贯，脏腑由之不和。"此已阐述骨伤疾患，如肢体外伤等可引起内伤气血、营卫不贯及脏腑不和。这谈及到气血、营卫、脏腑三个层次，然而气血、营卫、脏腑又是密切相关，共同维持人体正常功能活动。故临床调和气血、营卫与脏腑三者往往是相互统一的。本案病例中，患者腰腿痛兼有形寒畏冷，苔薄白，舌淡胖，脉细濡。中医辨证在气血为气血不足，在营卫为营卫失和，在脏腑为肝肾不足，在经络为督脉不固，故方以益气和营固督为纲。

病案二

患　者：董某某　　　**性　别**：女　　　**年　龄**：33 岁

主　诉：右腰腿痛 3 年，加重 1 个月。

现 病 史：患者 3 年前开始出现右腰腿痛，无特殊诱因。每于劳累后或阴雨天加重，休息后有所缓解。曾就诊我院，诊断为腰椎间盘突出症。外院 MRI 检查提示 L4~L5 椎间盘突出，腰椎退行性病变。予以手法、中药内服及外用等治疗后，症状基本消失。目前患者因工作劳累，右腰腿痛酸胀复作，活动受限。就诊外院，予以脱水剂及地塞米松治疗 3 天，症状仅略减轻，仍觉疼痛，尤其是行走活动后，胀痛仍甚。患者自发病以来，胃纳可，夜寐尚可，大小便正常。

既 往 史：否认有高血压、心脏病、糖尿病等疾患史。

过 敏 史：青霉素过敏。

体格检查：腰椎无侧弯，正常生理弧度尚在。腰部活动受限，前屈 80°，后伸 25°，左侧屈 20°，右侧屈 25°。直腿抬高试验右侧 40°，左侧 75°，右侧牵拉试验阳性。双侧"4"字试验阳性。两侧骶棘肌紧张，右侧明显。L4~L5，L5~S1 棘间及右旁 1.5 厘米处压痛阳性，右侧臀上居髎穴压痛阳性。双小腿及足部皮肤感觉对称，双下肢肌力正常。双膝、踝反射对称引出。双下肢病理征阴性。舌暗，苔薄，脉滑。

辅助检查： 外院 MRI 检查提示 L5~S1 椎间盘突出，腰椎退行性病变。

中医诊断： 腰痛。

证候诊断： 气虚瘀滞，经络壅滞。

西医诊断： 腰椎间盘突出症。

治　法： 益气化瘀，通络止痛。

处　方： ①中药内服。黄芪 15g，川芎 9g，当归 9g，川地龙 9g，红花 9g，赤芍 9g，桃仁 9g，延胡索 9g，土鳖虫 9g，乳香 9g，没药 9g，川牛膝 9g，络石藤 18g，川木瓜 18g，甘草 3g。共 7 贴。②蒸敷方腰部外用。③甲钴胺片口服营养神经药治疗。

复　诊： 治疗 1 周，患者自述腰部疼痛减轻，但右侧下肢牵掣痛仍存。查体发现腰部活动改善，直腿抬高试验右侧 60°，左侧 75°。双侧下肢肌力正常，右腰骶部压痛轻，右侧臀部压痛轻。舌暗，苔薄，脉滑。继续内服中药，方药同前。外用蒸敷方。

三　诊： 续前方治疗 1 周，患者腰部疼痛基本缓解。右下肢行走后略有牵扯感。查体发现腰部活动基本正常。双侧直腿抬高试验大于 70°。双下肢肌力感觉正常。右臀轻压痛。舌淡，苔薄，脉平。停口服药物，腰部继续以中药蒸敷治疗。

按语 腰椎间盘突出症是骨伤科最为常见的疾病之一，多数适合非手术治疗，目标在于尽快缓解症状，逐步恢复腰腿功能，提高患者的生活质量。非手术治疗主要有中药内服外用、卧床休息、牵引、针灸、理疗、手法等，每种方法都有其各自优势和适用范围。多种非手术疗法联合运用是临床的主流，可以起到相辅相成的协同作用，被认为是提高疗效、缩短疗程的必要途径与发展趋势。但是如何联合运用在不同的伤科流派中，各自有不同的观点。魏氏伤科最为常用的是蒸敷方湿热敷和手法联合应用。

蒸敷方是魏氏伤科经典验方，已运用 40 余年，具有活血、祛风、通络、宣痹止痛的作用。接骨木、路路通是魏氏伤科的特色药对，既可活血止痛，又可祛风通络，化湿消肿，《本草拾遗》称路路通"性大能通十二经穴"。络石藤功能舒筋活络，"善走经络，通达四肢"，其舒节活络、宣通痹痛甚验。

当归、红花活血化瘀，其中红花又具祛瘀止痛之功。虎杖根则长于破瘀通经，更合桂枝、羌活温通经络以通痹；配以五加皮，则以其辛苦温之性，达到辛以散风、苦以燥湿、温以驱寒的效果。用药选择上，蒸敷方多选择辛香发散的药物，选择这一类药物，不仅仅为其活血化瘀、通络止痛之功，还有另外两方面的作用：一是增加透皮效果，这些芳香药物都含有各种挥发油，从现代研究成果来看，对于药物外治来说，使药物有效通过皮肤屏障进入体内以产生作用，是外治起效非常关键的环节；二是香，不仅芳香养鼻，还可颐养身心，祛秽疗疾，养神养生，熏洗的时候能有更好的香味，患者更乐于接受，也能帮助患者舒缓情绪，有利于恢复。这也是魏氏伤科重视情志因素的一个体现。

本案患者，劳累后右腰腿痛近1个月，右抬腿受限，腰部活动受限，右下肢肌力可，右腰臀部压痛，胃纳一般，夜寐可，自感乏力困倦。苔薄，脉细，舌紫暗。证属气虚瘀滞，经络壅滞。故治拟益气化瘀，通络止痛。本方以补阳还五汤为基础加减，延胡索、土鳖虫、乳香、没药加强活血化瘀止痛之力；川牛膝、络石藤、川木瓜舒筋通络，为魏氏伤科常用之药。益气化瘀，魏氏伤科常用补阳还五汤、圣愈汤、当归养荣汤加减。本案选用补阳还五汤，补气活血、通络之力较强，再合以活血化瘀止痛及舒筋通络类药物共用，以奏益气化瘀、通络止痛之效，临证重视内外兼顾，标本同治，可见一斑。

病案三

患　者：陈某某　　　　**性　别**：女　　　　**年　龄**：64岁

主　诉：左腰腿酸痛2个多月。

现 病 史：患者因搬自行车之后感腰部酸痛，同时伴有左臀、大腿外侧酸痛。腰部活动受限明显。1周后至附近医院检查诊断腰椎退行性病变，予氯芬待因及独一味胶囊口服，膏药外用，症状改善不明显。曾就诊本院，予以腰椎MRI检查提示L4~S1椎间盘突出，相应侧隐窝狭窄。拟收入本院治疗。患者自发病以来，胃纳可，夜寐可，大小便正常。入院时行走10余分钟即疼痛症状明显，坐位休息后好转。

既 往 史: 有血压轻度增高史，目前用药维持正常范围。

过 敏 史: 否认。

体格检查: 腰椎明显向左侧弯。腰椎活动受限，前屈 70°，后伸 0°，左侧屈 10°，右侧屈 20°。两侧骶棘肌明显紧张，右侧更甚。L5~S1 棘间及右旁 1.5 厘米处压痛，臀部压痛不明显。双侧直腿抬高试验大于 70°。双下肢肌力均 5 级，双膝、踝反射对称引出。双下肢皮肤感觉无异常。舌淡，苔薄，脉细。

辅助检查: 腰椎 MRI 检查提示 L4~S1 椎间盘突出，相应侧隐窝狭窄。

中医诊断: 腰腿痛。

证候诊断: 肝肾不足，气血瘀阻。

西医诊断: 腰椎椎管狭窄症，腰椎间盘突出症。

治 法: 补益肝肾，祛瘀通络止痛。

处 方: ①中药内服。杜仲 9g，桑寄生 9g，独活 9g，川芎 9g，当归 9g，秦艽 6g，伸筋草 15g，汉防己 12g，川牛膝 9g，川地龙 9g，土鳖虫 6g，路路通 9g，白芍 12g，延胡索 9g，甘草 3g。共 7 贴。②督脉经手法治疗。③蒸敷方外用热敷。

复 诊: 患者目前主诉腰腿疼痛明显减轻。查体发现腰椎后伸活动仍受限。苔脉如前。续服中药原方，门诊继续手法治疗。

三 诊: 继前治疗 2 周，患者主诉腰腿疼痛基本缓解，活动改善。查体发现腰椎活动度前屈 70°，后伸 20°，左右侧屈各 25°。两侧骶棘肌略紧张，各棘上棘间无明显压痛，臀上压痛不明显。双侧直腿抬高试验大于 70°。双下肢肌力均 5 级，双膝、踝反射对称引出。双下肢皮肤感觉无异常。舌淡，苔薄，脉细。继续予蒸敷方外敷治疗。

按语 本案患者腰腿酸痛，脊柱侧弯，不能久行。查体见腰部活动受限，腰部压痛。结合苔脉，应辨为肝肾不足，气血瘀阻。治拟补益肝肾，祛瘀通络止痛。杜仲、桑寄生、独活、川芎、当归、秦艽、白芍、甘草即三痹汤，祛痹益气之品，专为肾虚而设。汉防己、川牛膝、川地龙、土鳖虫、路路通、延胡索祛瘀通络止痛。总体来说，魏氏伤科注重标本并重，补泻兼施，这样用药不仅与病机契合，而且处方补而不腻、泻而不伤。

同时本案注重魏氏伤科手法治疗。胡大佑指出，伤科临证，不仅需要药物内外服用，手法也是治愈疾病很重要的决定因素。魏氏督脉经手法可缓解肌肉痉挛，使腰背气血经络运行恢复正常。

对腰椎间盘突出症急性发作期的患者，胡大佑认为不宜行手法治疗，如需行手法，也以放松椎旁肌肉及小关节手法施之。手法治疗一般是在缓解期和恢复期采用。腰椎间盘突出症的手法治疗以魏氏督脉经手法为基础。魏氏伤科督脉经手法主要有四步：①沿膀胱经点揉；②提拉下肢；③叩击脊柱；④平推膀胱经。改良的督脉经手法在此基础上，加上过伸、牵引和活动关节的手法而成。所有手法的重点是松解神经根粘连，改善突出椎间盘对神经根的压迫。手法治疗的实际操作中，应根据患者的症状进行加减应用，特点是落点、走线、带面。

病案四

患　者：王某某　　**性　别**：男　　**年　龄**：17 岁

主　诉：左侧腰腿疼痛 2 年余，加剧 2 个月。

现病史：患者左下肢疼痛 2 年余，多运动或久行明显，无外伤史。后逐渐出现腰部疼痛，症状时作时止。曾就诊外院，MRI 检查提示 L4~L5 椎间盘突出。外院予以推拿治疗 1 年左右，疼痛症状仅能略减轻。近日患者由于在家中网课学习任务较为繁重，坐位较多，疼痛又开始加重，平地步行亦觉疼痛，跛行。

既往史：否认有高血压、心脏病、糖尿病等疾患史。

过敏史：否认。

体格检查：脊柱侧弯，正常生理弧度减小。腰部活动受限，前屈近30°，后伸 20°，左右侧屈各 20° 左右。左侧直腿抬高试验 20°。L4~S1 左侧压痛明显。左臀上居髎穴附近压痛。双下肢肌力感觉可。双膝、踝反射引出。脉偏细，苔薄。

辅助检查：外院 MRI 检查提示 L4~L5 椎间盘突出。

中医诊断：腰痛。

证候诊断：气滞血瘀。

西医诊断：腰椎间盘突出症。

治　法：活血化瘀，通络止痛。

处　方：①伸筋活血汤口服。伸筋草9g，川牛膝9g，炙狗脊9g，左秦艽4.5g，西当归9g，桑寄生9g，川木瓜9g，杭白芍9g，川续断炭9g，乳香炭、没药炭各9g，杜仲9g，生甘草3g。②蒸敷方外用。③复查腰椎MRI。

复　诊：1周后复诊，患者诉内外用药后疼痛有所减轻。MRI复查提示L4~L5右侧椎间盘突出。体检同前。苔薄，脉平。继治以理气活血，通络止痛之方药，青皮6g，枳壳6g，生地黄12g，川芎6g，当归9g，积雪草15g，川地龙9g，土鳖虫6g，川牛膝9g，王不留行9g，延胡索9g，川木瓜9g，甘草3g，共14贴。继续蒸敷方外用。另予以西药甲钴胺片口服，同时开始手法治疗。门诊随访。

三　诊：患者服用中药2周后，有1次转方，共服用4周。另外，每周行手法治疗1次。患者目前诉右腰腿疼痛感基本消失，多行走后还有隐痛。检查提示脊柱无明显侧弯，前屈活动略受限，左侧直腿抬高试验50°左右，双下肢肌力感觉可，左踝反射引出。脉平，苔薄。上方去青皮，加伸筋草15g，共14贴。继续蒸敷方外用。

患者治疗4个月，此后又转过几次方，方药同上。手法每周1次。近期患者腰腿疼痛症状基本消除，腰部活动基本正常范围，正常活动行走均无明显异常。

按语　腰椎间盘突出症是指因腰椎椎间盘退行性病变，纤维环破裂，髓核向后凸出而刺激或压迫神经根，脊髓、马尾神经所表现出的一种综合病症，是腰腿痛最常见的原因之一。本病属于中医学腰痛、腰腿痛、痹证等范畴。

本案患者为明确的腰椎间盘突出症，且凸出部位较大，疼痛明显。首诊，患者痛甚，苔脉尚可，本着"不通则痛"的原则，治拟活血化瘀、通络止痛。予以成药伸筋活血汤用之。疼痛有所缓解，但仍明显。复诊遂在治则大方向不变的情况下，煎药针对用之。在方药中加入理气药物青皮、枳壳等，体现了魏氏伤科临证重视气血，疼痛甚者以理气为要的治疗法则。再用虫类药物地龙、土鳖虫等加强活血化瘀之力。同时治拟外用及手法，遂收到明显的疗效。待患者痛轻，然仍有抬腿受限后，于是三诊去青皮，复用伸筋草加强舒筋活络之功，最后取得满意的疗效。此外，该患者对于内服、外用中药及手法治疗有较好的依从性，这也是其能取到良好效果的原因之一。

病案五

患　者：黄某某　　　**性　别**：女　　　**年　龄**：59岁

主　诉：腰部疼痛、活动不利2周。

现 病 史：患者2周前腰部劳累后诱发腰部疼痛，活动不利，逐步加重。患者自行卧床休息后症状未见缓解。曾就诊外院MRI检查提示L4~S1椎间盘突出，伴椎管狭窄。给予口服消炎镇痛药、营养神经药物治疗，疼痛稍有减轻，症状时作时止。3天前，患者复感腰部酸痛加重，向左下肢放射，行走时左小腿外侧感觉麻木酸痛。夜间休息时也有疼痛，夜寐欠安，盗汗，伴小便频数，夜尿多，胃纳不适，大便干。为进一步治疗，至我院就诊。

既 往 史：否认有心脏病、高血压、糖尿病等疾患史。

过 敏 史：否认。

体格检查：患者步入病房，步态正常。腰椎无侧弯，L3~L5、L5~S1椎旁左侧明显压痛，叩痛阴性。腰部屈伸活动不利，屈曲60°，后伸10°，侧偏左20°，右30°。拾物试验阳性，双"4"字试验阴性，直腿抬高试验左侧50°，右侧90°，左侧加强试验阳性，跟、膝、腱反射引出，足拇背伸肌力5级。双下肢皮肤感觉正常，趾端血供正常。舌淡，苔薄白，脉沉细。

辅助检查：MRI检查提示L4~S1椎间盘突出，伴椎管狭窄。

中医诊断：腰痛。

证候诊断：痹阻经络，肝肾不足。

西医诊断：腰椎间盘突出症。

治　法：补肝益肾，祛风活血通络。

处　方：①中药内服。全当归9g，川芎12g，熟地黄12g，杭白芍15g，延胡索 15g，羌活 12g，独活 12g，防己 9g，秦艽 12g，薏苡仁 15g，陈皮 12g，石斛 12g，桑寄生 12g，首乌藤 15g，茯苓 12g，甘草 3g。共 7 贴。清水浸泡半小时，文火煮沸，去沫取汁。②手法治疗。督脉经手法。③蒸敷方外用。④口服美洛昔康片，每日 1 次，每次 1 片。盐酸乙哌立松片，每日 3 次，每次 1 片。

复　诊： 治疗后 1 周，患者诉腰痛好转、活动改善，下肢活动改善。直腿抬高试验左侧 70°，右侧 90°。诉胃纳不适。中药续治，原方去川芎、羌活、独活，加丹参 12g，续断 9g。手法治疗，随访。

三　诊： 治疗后 2 周，患者诉腰部酸痛基本缓解，行走活动改善。停用消炎镇痛药物及肌肉松弛药，原方加杜仲 12g，牛膝 12g，狗脊 12g。舌淡，苔薄白，脉偏细。手法治疗 1 次，蒸敷方续用。

按语 腰椎间盘突出症属于痹证范畴。《黄帝内经》将本病列入腰痛专篇，与"痹论"同列于《素问》。张仲景《金匮要略》中记载有"肾着"病名。《医林改错》曰："凡肩痛、臂痛、腰疼、腿疼，或周身疼痛，总名曰痹证。"也将其归入痹证范畴。该病为临床常见多发病。对于其病因的认识，腰椎间盘突出症与肝肾虚损、肝肾不足密切相关。《素问·脉要精微论》言："腰者肾之府，转摇不能，肾将惫矣。"《景岳全书》则认为"腰痛之虚证十居八九"，提出腰痹以肝肾亏虚为本。清朝程国彭《医学心悟》曰："腰痛，有风、有寒、有湿、有热、有瘀血、有气滞、有痰饮，皆标也，肾虚其本也。"从本虚标实角度较为详尽地论述了腰痹的病机。魏氏伤科称腰椎间盘突出症为腰骨垫筋膜，又称为腰脆骨筋，大多为扭跌伤，肝肾亏虚，垫筋膜退变，使腰椎间盘突出移位，腰骨两侧失去平衡，腰腿气血凝滞、经络壅滞，或者气血衰退，筋脉拘挛疼痛。

胡大佑认为本案患者主症为腰腿痛，面色白，夜间盗汗，小便频数，有肝肾阴虚之证，治则以补益肝肾为本。痹证多为外邪侵袭，或为腰部劳伤，邪气入络，经络不通。故必须加祛风湿、止痹痛之药物。本案以独活寄生汤加味。全方当归、川芎补血行血；羌活、独活、秦艽祛风除湿止痛；桑寄生、熟地黄、首乌藤补益肝肾；茯苓、白芍健脾益气、养阴柔肝；防己利水消肿；

薏苡仁、陈皮燥湿理气。复诊患者腰痛缓解，予丹参活血，续断加强补益肝肾之力。三诊加杜仲、牛膝、狗脊补肝肾、强筋骨。

魏氏伤科督脉经手法是腰椎间盘突出症的常用治疗方法，以督脉经走向，予点、揉、推、扳法为主，对腰椎小关节进行调整，临床实践疗效确切。外用蒸敷包是魏氏伤科常用药物，对于局部具有活血化瘀、祛风通络的作用。三者结合，患者腰痛逐步缓解，行走自如。

第八节
跟 痛 症

病案一

患 者：李某　　**性 别**：女　　**年 龄**：58 岁

主 诉：右足跟痛半年余，加重 1 周。

现 病 史：患者系小学老师，半年多前无明显诱因下出现右足跟痛，经自行足浴和局部先后贴多种止痛膏药，疼痛可稍缓解，但活动时仍疼痛，近 1 周疼痛明显加重。足跟疼痛如针刺状，每于休息后或晨起疼痛加重，活动后可减轻，平素伴腰膝酸软，神疲乏力，尿频，畏寒肢冷。

既 往 史：否认有糖尿病、心脏病、高血压等疾患史。

过 敏 史：否认。

体格检查：右足底跖筋膜跟部附着处压痛阳性。舌质暗、有瘀斑，脉沉细无力。

辅助检查：X 线检查提示右足跟骨骨质增生。

中医诊断：跟痛症。

证候诊断：肾虚血瘀，骨萎筋弛。

西医诊断：跖筋膜炎。

治 法：温肾散寒，壮骨柔筋，化瘀通络。

处　方：①中药内服。熟地黄 15g，山药 15g，山茱萸 12g，枸杞子 15g，炙附子 9g，菟丝子 18g，鹿角胶 12g，炒杜仲 12g，肉桂 3g，当归 15g，川牛膝 18g。共 7 贴。炙附子文火先煎 1 小时，鹿角胶烊化兑入。②足浴方。取川乌、草乌、麻黄、艾叶、花椒、红花、地龙、川芎、川牛膝各 15g，鸡血藤 30g，加水 2500mL，文火煎 20 分钟，熏洗双足，每日 2 次，每剂用 2 日。③嘱注意局部保暖，避免寒冷刺激。

复　诊：治疗 1 周后，右足跟痛明显减轻，晨起仍有轻微疼痛，畏寒改善。前方去附子，再进 7 剂。外用方续守上方。

三　诊：上方内服、外洗 2 周，足跟疼痛基本消失，已不影响日常活动。改服右归丸中成药，配合上述足浴方治疗。

按语 中医对跟痛症的认识有着悠久的历史，对于病名的记载，《黄帝内经》中称其为"踵痛"，《诸病源候论》称为"脚跟颓"，金元以后医家统称其为"足跟痛"。

胡大佑认为，跟痛症的发病与内因、外因皆有密切关系。外因中除了外力直接伤害外，外感六淫诸邪或邪毒感染均可致筋骨、关节受损。内因主要与肝肾关系密切，肝、肾二经及其分支别络绕跟部行走，肝主筋、主藏血，而肾主骨、藏精生髓。年迈之躯，肝肾不足，精血亏虚，经脉失充，则筋失所养，骨失所主，骨萎筋弛，不荣则痛；或无以抵御外邪，致风寒湿热等邪侵袭，邪滞足跟部经络，局部瘀阻不通，不通则痛而发病。

本病的治疗应分清虚实、寒热，以遵循"虚则补之，实则泻之"的原则为要。寒湿、瘀血之证，治疗当以祛寒除湿或活血祛瘀为主；虚者多以肝肾两虚为主，故宜滋养肝肾，兼以养血活络。虚实夹杂者，应扶正与祛邪兼顾。清朝名医徐灵胎有"汤药不足尽病"之论，对使用熏洗、熨烫、按摩等外治法给予很高的评价。胡大佑强调在辨证论治的基础上，结合外治疗法，使药力直接作用于局部，促进局部组织的血液循环，加速对药物的吸收。

本案患者肾藏真阴真阳，肾阳虚则不能温煦经络。而足跟部为筋骨聚集之处，患者长期站立，筋骨劳损，气血凝滞，"不通"与"不荣"并存，发为本病。其肾虚为本，血瘀为标，本虚标实。故治当以温补肾阳与活血化瘀并用，相得益彰。右归丸由金匮肾气丸减去泽泻、茯苓、牡丹皮之"三泻"，加鹿角胶、菟丝子、杜仲、枸杞子、当归而成，增加了温补的作用，使药效更专于温补。方中以附子、肉桂、鹿角胶为君药，温补肾阳，填精补髓。臣药以熟地黄、枸杞子、山茱萸、山药滋阴益肾，养肝补脾。佐以菟丝子补阳益阴，固精缩尿；杜仲补益肝肾，强筋壮骨；当归养血和血，助鹿角胶以补养精血；川牛膝功善下行，以活血化瘀、强筋益肾。加上局部药物泡浴，相辅相成，增加疗效。诸药配合，标本兼治，共奏温补肾阳、化瘀止痛之功。

病案二

患　者：董某某　　**性　别**：男　　**年　龄**：68岁

主　诉：左足跟痛2个月。

现 病 史：患者于2个月前无特殊诱因下出现左足跟部疼痛，行走不利。曾就诊外院，X线检查提示跟骨骨刺。曾予以消炎止痛药物口服，天和骨通贴膏外贴。症状无缓解。近2周来，左足跟疼痛明显。久坐、初站立行走时疼痛尤其明显，严重影响了生活质量，遂至本院就诊。

既 往 史：有高血压病史，服药控制中。否认有心脏病、糖尿病疾患史。

过 敏 史：否认。

体格检查：左足跟底部跖筋膜附着处压痛明显。足趾活动可，踝关节活动可。跟腱附着点压痛。局部皮肤温度正常。苔薄，脉细。

辅助检查：外院X线检查提示跟骨骨刺。

中医诊断：痹证。

证候诊断：气血瘀阻。

西医诊断：跟骨骨刺综合征。

治　法：温经散寒，舒筋活血，通络止痛。

处　方：中药外洗。桂枝9g，紫荆皮12g，积雪草15g，川芎9g，刘寄奴12g，乳香12g，没药12g，花椒目12g，红花9g，海桐皮12g，泽兰15g，草乌15g，共7贴。煎水外洗，每日2次，每次30分钟，每贴药用2日。

复　诊：上方外洗1周，患者主诉左足跟疼痛有所好转，程度较前有所减轻。苔脉如前。原方加三七9g续治。

三　诊：1周后复诊，患者主诉左足跟疼痛明显缓解。久行还有隐痛。考虑患者好转明显，停用煎药，予以外用活络药水。嘱患者每日热水泡脚，使局部毛窍开放，再将药水搓擦于患处，徐徐按摩，约20分钟。

再随访1个月，患者症状消失。

按语 跟骨骨刺综合征以足跟部疼痛，步行时加重为主要症状，是骨伤科的常见病、多发病、疑难病。据报道，因足部疾患就诊的患者中，约15%为跟痛症，而其中的73%由跟骨骨刺综合征引起。

中医学对其病因病机的认识也有丰富的记载，如《灵枢·阴阳二十五人》云："足太阳之下，血气盛，则跟肉满坚，气少血多，则踵跟空，血气皆少，则善转筋下痛。"强调本病的发病与气血盛衰有直接关系。晋朝皇甫谧《针灸甲乙经》记载："足太阴之下，血气盛则跟肉满，踵坚；气少血多则瘦，跟空。"又曰："是主肾所生病者，口热舌干，咽肿上气，嗌干及痛，烦心，心痛，黄疸，肠澼，脊股内后廉痛，痿厥，嗜卧，足下热而痛。灸则强食生肉，缓带被发，大杖重履而步。"指出本病的发生与脾肾经脉相关。清朝吴谦《医宗金鉴》曰："此症生于足跟，顽硬疼痛不能步履，始着地更甚，由脚跟着冷或遇风侵袭于血脉，气血疲滞而生成。"指出本病的发病机制系外感风寒，凝滞血脉，致气血运行不畅，气滞血瘀，不通则痛。

本病病程漫长、迁延反复，内服药物治疗方法难以取得满意的疗效。对本案患者，胡大佑采用的是外治之法。外洗方药中，桂枝、花椒目、海桐皮、紫荆皮、草乌温经散寒止痛，积雪草、川芎、刘寄奴、乳香、没药、红花、泽兰、三七活血化瘀止痛。仔细分析以上药物，绝大多数又都有辛香发散的作用。既符合活血散寒止痛之治疗大法，又兼顾外用熏洗药物的透皮吸收性，最后取得良好效果。复诊时，患者足跟疼痛已有缓解，趁热打铁，又加入三七以加强活血祛瘀、消肿止痛之功效。三诊时，患者足跟疼痛好转明显，则拟魏氏伤科秘方成药活络药水，外用擦摩，亦能起到舒筋活血止痛的作用。

第九节
骨　折

病案一

患　者：周某某　　性　别：男　　年　龄：28 岁

主　诉：外伤致左手背疼痛、肿胀、活动受限 5 日。

现 病 史：患者因外伤致左手手背肿痛、活动不利，外院 X 线检查提示左第 3 掌骨斜形骨折。建议手术治疗。患者对手术有所顾虑，拒绝，遂本院就诊。

既 往 史：否认有心脏病、高血压、糖尿病等疾患史。

过 敏 史：否认。

体格检查：患者左手背肿胀，第 3 掌骨中段压痛，第 3 掌骨纵轴挤压痛阳性、牵拉痛阳性，指端血液循环可，皮肤感觉无异常。苔薄，舌淡红，脉细。

辅助检查：X 线检查提示左第 3 掌骨斜形骨折，对位略差，对线可。

中医诊断：骨断。

证候诊断：骨断筋伤，血瘀阻滞。

西医诊断：第 3 掌骨骨折。

治　法：活血化瘀，理气止痛。

处　方：①牵拉复位，石膏固定。②中药内服。积雪草 15g，当归尾 9g，桃仁 9g，柴胡 9g，川芎 6g，三七 6g，红花 6g，乳香 9g，没药 9g，土鳖虫 6g，白芍 9g，合欢皮 12g，甘草 3g。共 7 贴。

复　诊：治疗 1 周，患者左手石膏固定中，X 线复查提示骨折对位、对线可，无明显移位，末梢血液循环无异常。患者骨折已逾 2 周，拟和血生新，长骨止痛方应用。处方用续骨活血汤加减，积雪草 15g，生地黄 12g，当归 9g，川芎 6g，丹参 9g，骨碎补 12g，自然铜 12g，远志 6g，川续断 9g，乳香

9g，没药 9g，土鳖虫 6g，茯神 9g，枣仁 9g，甘草 3g。共 14 贴。

三 诊：2 周后复诊，复查 X 线提示骨折愈合较良好。予拆除石膏，掌骨骨折处外贴断骨膏，并予舒筋活血、化瘀止痛中药。伸筋草 15g，透骨草 12g，接骨木 15g，积雪草 15g，泽兰 15g，红花 9g，刘寄奴 12g，紫荆皮 12g，乳香 12g，没药 12g。共 7 贴，煎水外洗，每日 2 次。另外，患者左腕关节屈伸活动轻度受限，遂指导患者进行左腕关节功能锻炼。

其后随访，患者骨折愈合，腕关节功能恢复良好。

按语 魏氏伤科治疗骨折，按照骨折的三期辨证，不同时期针对不同主症，所应用的方药有所不同。骨折早期基本属于实证，这是因为在损伤早期，即 1~2 周内，骨折、脱位、伤筋等病症，轻则影响经脉气血运行，使气结不散，重则损伤血脉，使恶血留滞，经脉壅塞，气血运行障碍。早期以气滞血瘀为主要病机，治拟活血化瘀为主，使瘀血得以消散，尽快恢复气血通畅。所谓"瘀不去，新血不得生"是有临床指导意义的。骨折后，因骨折本身及邻近组织的血管断裂出血，在骨折部位形成血肿。血肿于伤后 6~8 小时即开始凝结成血凝块，这种血凝块加上代谢中的分解产物，共同引起骨折局部血液循环障碍。故在活血化瘀的基础上，可根据气滞血瘀，结合伤后邪热之轻重，分别给予攻下逐瘀、行气逐瘀和清热逐瘀等具体的治疗方法。胡大佑在骨折早期应用积雪草、三七、川芎、当归、白芍、土鳖虫活血化瘀的同时，加用合欢皮，是魏氏伤科治疗注重情志调节的体现。《神农本草经》曰："合欢，味甘平，主按五脏，利心志，令人欢乐无忧。"跌打损伤的患者不只是肉体上的疼痛，往往还伴有烦躁、易怒、失眠等情绪波动。

骨折中期治疗是在损伤 3~6 周内。骨折端原始骨痂逐渐形成，而骨痂中的破骨细胞、成骨细胞侵入骨折端，一方面使骨样组织逐渐经过钙化而形成骨组织；一方面继续清除坏死骨组织。经过治疗，血瘀气滞逐步消除，肿胀逐渐减轻或消退，筋骨断裂处初步连接，疼痛明显减轻，体温恢复正常。但筋骨痿软，时有作痛，说明瘀血尚未化尽，经脉还未完全畅通，气血仍欠充旺。因此，该期的治疗，除继续活血化瘀外，还应重视养血通络、续筋接骨，以促进筋骨愈合。

魏氏伤科认为骨折后期多见虚证。骨折损伤经早期、中期治疗后，瘀血祛除，筋骨续接，已近愈合。但筋骨尚未坚强，并常见气血虚弱、筋骨萎缩、肢体乏力、关节僵硬等症状。故应补益肝肾、调养气血、疏通经络，使脾肾健旺，生化气血，以充养筋骨，滑利关节。此时局部酸楚，动作受限，体软无力，肌肉萎缩，应以扶气、养血、壮筋、补骨为主。

另外，本案患者，石膏固定拆除后，予舒筋活血长骨之中药外洗，并予断骨膏间断外贴，同时逐步加强功能锻炼，促进功能恢复，体现了魏氏伤科筋骨并重、动静结合的治疗原则。

病案二

患　者：沈某某　　　**性　别**：女　　　**年　龄**：56 岁

主　诉：外伤后腰部疼痛 3 天。

现 病 史：患者于 3 天前劳动时跌挫受伤，当时即感腰部疼痛，活动受限，卧床休息后未改善，并有轻度腹胀出现。曾外院就诊，诊断为腰部挫伤。予三七血伤宁口服应用，疼痛未见明显改善。就诊本院专家门诊。

既 往 史：否认有心脏病、高血压、糖尿病等疾患史。

过 敏 史：否认。

体格检查：脊柱侧弯，下胸椎、上腰椎轻度后凸，L1（第 1 腰椎）、L2（第 2 腰椎）均有叩击痛，下肢感觉及肌力均正常，下肢膝、踝反射正常引出。舌质偏红，苔薄白。

辅助检查：X 线检查提示 L2 椎体楔形变、压缩 1/3。

中医诊断：外伤脊骨骨断。

证候诊断：血瘀气滞。

西医诊断：L2 椎体压缩性骨折。

治　法：行气活血，化瘀止痛。

处　方：中药内服。青皮 6g，陈皮 6g，生地黄 12g，土鳖虫 6g，枳壳 6g，白芍 9g，丹参 9g，白术 9g，当归 9g，延胡索 9g，大腹皮 6g，茯苓 9g，甘草 3g。共 7 贴。予腰部垫枕，完全卧床，禁止脊柱负重。

复 诊：治疗 1 周复诊，患者腰部疼痛减轻，外敷断骨膏。舌质偏红，苔薄白。内服活血化瘀、止痛安神之中药。方下生地黄 12g，延胡索 9g，枳壳 6g，当归 9g，红花 3g，桃仁 9g，川芎 9g，牛膝 9g，茯苓 9g，赤芍 9g，白芍 9g，青皮 6g，陈皮 6g，合欢皮 12g。共 7 贴。

三 诊：治疗 2 周后，患者腰痛已明显减轻，卧位可自行转侧，转侧时腰部疼痛不利。即日起指导患者行腰背肌功能锻炼，应用撑弓导引，每日 2 次。

四 诊：距前 2 周复诊，患者腰部外形已基本正常。压叩痛已不明显，主诉转侧时腰痛消失，久卧后胃纳欠佳，大便无异常。舌红转淡，苔薄腻。仍须继续卧床，坚持腰背肌功能锻炼。内服续骨活血汤，加枳实炭 6g，白术 9g，焦六神曲 9g，炒谷芽、炒麦芽各 9g。骨折 3 个月后随访，患者腰痛不明显，局部无后凸，腰椎活动无限制，已能下地活动。续以蒸敷方局部热敷。

按语 魏氏伤科认为腰椎骨折，如属稳定性骨折，应早期积极做腰背肌锻炼，一般在损伤 5 天后，局部出血已止，疼痛稍有缓解，患者情绪较稳定后，即可开始做撑弓导引锻炼，由轻而重地逐步增加。撑弓导引为目前治疗腰背损伤中所常用的导引疗法之一。其功效是促使督脉、足太阳膀胱经等经气循行，胸腰椎骨节得到活动，并可使脊柱两侧筋膜灵活，增强腰背肌的力量和滑利关节。适应于腰背脊骨部骨位错动，垫膜、筋膜失去稳定和润滑作用的患者；脊柱两侧肌肉、经络因损伤或劳损后形成筋缩或者扩张，关节粘连，气血运行受阻，日久致腰脊骨活动涩滞，形成弓状（脊柱后凸强直），起立不便，俯卧困难患者。此外，腰背脊骨骨折后，腰脊疼痛，局部有轻度后凸畸形，用此导引，对于消除疼痛和促进功能恢复也有一定的疗效。

实践证明，锻炼有利于前纵韧带牵张，有利于压缩性骨折的整复、骨折愈合，有加强腰背肌力量的作用，可使伤后早日康复，恢复下地行走。较严重的骨折，一般需要 8 周以上，X 线检查显示骨性愈合，才可以下床行走活动，但还需要腰托保护。因为腰椎骨折楔形改变，如果不慎会引起不同程度的腰椎后凸，导致后期腰部疼痛。在治疗全过程中要特别重视。

内服药，除了活血化瘀、和血生新、固本培元治法外，在损伤初期，由于局部瘀凝气滞，血瘀化热，腹部胀满不适，大便秘结，治宜桃核承气汤加减。

病案三

患　者：黄某某　　　**性　别**：男　　　**年　龄**：57 岁

主　诉：车祸后腰部疼痛、活动受限 2 天。

现 病 史：患者于 2 天前行走时被自行车撞击跌倒后致腰部疼痛，活动受限，卧床休息后未改善，自觉腰部肿胀，口服止痛药物，疼痛未见明显改善。于外院就诊，行 X 线检查提示 L1 左侧横突骨折。为进一步治疗，就诊本院门诊。

既 往 史：否认有心脏病、高血压、糖尿病等疾患史。

过 敏 史：否认。

体格检查：脊柱外观无畸形，L1、L2 左侧旁开压痛阳性，腰椎前屈、后伸、旋转活动受限，双下肢肌力、肌张力感觉正常。舌质偏红，苔薄白，脉弦。

辅助检查：外院 X 线检查提示 L1 左侧横突骨折。

中医诊断：外伤脊骨骨断。

证候诊断：血瘀气滞。

西医诊断：L1 左侧横突骨折。

治　法：活血化瘀，理气止痛。

处　方：①中药内服。厚朴 9g，枳壳 9g，生大黄（后下）9g，桃仁 12g，红花 9g，赤芍 12g，延胡索 12g，甘草 3g。共 7 贴。②嘱卧位休息，消肿散外用。

复　诊：治疗 1 周，患者诉腰部疼痛好转，纳可，二便调，舌质偏红，苔薄白，脉弦。证属经络阻滞。治则为续骨活血，止痛安神。方下赤芍 12g，生地黄 15g，当归尾 12g，骨碎补 12g，狗脊 9g，续断 15g，土鳖虫 5g，合欢皮 12g，共 7 贴。腰部予断骨膏局部外用。

三　诊：又治疗 1 周，患者腰痛已明显减轻，卧位可自行转侧。继续予断骨膏局部外用。

按语 此病乃外伤所致，患者为 L1 左侧横突骨折，系椎体附件骨折，对脊柱稳定性影响不大，但伤处疼痛，早期瘀血阻滞，腑气不通，故以腰部胀痛为主，气血受损，血离筋脉，瘀积不散，伤处肿痛，大便秘结，故先活血化瘀、通腑气，予厚朴、枳壳、生大黄应用。后祛瘀生新，瘀去则骨续，予续骨活血之药，以达到促进骨折愈合之效。

中医治疗骨折分为初、中、后三期，初期以活血化瘀、消肿止痛为主；中期以接骨续筋为主；后期以补肝肾、养气血及壮筋骨为主。外治之法在初、中、后三期多半外用药膏。跌打损伤，重则骨折脱位，轻则扭损伤筋，骨折除了移位所致的畸形、骨擦音、异常活动、骨断筋伤脱位，皆可见疼痛、肿胀、瘀斑、活动障碍等。伤后瘀阻为患，宜用药治疗。以活血化瘀为先，古谓"损伤一证，专从血论"，即是此义。宋朝《太平圣惠方》已指出活血化瘀药有"散瘀血、理新血、续筋骨"的功能。清朝《疡医大全》引陈远公《冰鉴》说得更具体："有跌伤骨折……（药物）宜活血化瘀为先，血不活则瘀不去，瘀不去则骨不能接也……瘀去新骨先则合矣。"血与气相依，气行则血行，血滞成瘀，气亦滞涩不行。故治伤活血，多佐理气之品以助血瘀行散。唐朝蔺道人《仙授理伤续断秘方》论及，治疗筋骨损伤之药又多参入治风之剂。中药古籍中，凡躯干四肢肢体疼痛为主症的病症，多以"风"为病名。如颈项部的"虎项风"，肩部的"漏肩风"，臀腿部的"坐臀风"等，盖其病多由血瘀与风邪互传而致。伤后瘀阻，营卫不谐，卫外不固易为风邪所袭。治伤佐入疏解祛风之药，能助瘀血行散而得清彻，甚至有皆用治风之品以治伤痛之方。因此，治跌打损伤、骨折伤筋、血阻不散、肿胀疼痛，皆以活血化瘀为主，佐理气、祛风之药，骨折则又多入续骨药物。

断骨膏以三七、乳香、没药三味为君，三七散瘀消肿，止血定痛，《本草纲目》谓："金疮要药，……凡杖扑伤损，瘀血淋漓者，随即嚼烂罨之即止，青肿者即消散。"无论内服外敷，三七为治伤圣药。乳香、没药散瘀活血、消肿定痛。乳香辛香，更能调气，多与没药合用，《仙授理伤续断秘方》称"合（伤）药断不可无乳香、没药"，足见其为治伤要药，在本方中用量最重，二者与三七同为君药，以显本方活血退肿止痛的主旨。大黄破积瘀，行瘀血，推陈致新，《神农本草经》用于"瘀血、血闭"之证，《濒湖集简方》记录本药外治跌扑伤损，瘀血流注，有"一夜，黑者紫，二夜，紫者白也"记载，反映本药外治损伤瘀凝肿胀，疗效卓著。瘀血凝聚，有化热成毒之虑，大黄又善泻热毒，用之既散瘀又泄热，是方中重要的辅助药物。皂角刺善于消散穿透，可直达病所，以利瘀散肿消，又能拔毒，与大黄合用，足以为瘀血变症设防。川续断调血脉，续筋骨，自《神农本草经》始，已用于"折跌，续筋骨"。《本草汇言》称"大抵所断之血脉非此不续，所伤之筋骨非此不养"。五加皮一药接筋续骨，捣敷伤处可治损骨，与川续断合用，以助本方长骨之力，再则亦可活血祛瘀，善祛风湿。此上四味是为臣药。

血喜温而恶寒，散瘀活血当予温药，然而瘀久而化热，故当佐寒性的活血化瘀药，以使寒温得宜，瘀得温而散，又使热泻而不致热蕴，甚至成毒。臣药大黄由此功效却尚嫌力单不足，方中以土鳖虫、积雪草、蒲公英三味相佐。土鳖虫咸寒，逐瘀破积，通络理伤；积雪草苦辛寒，清热利湿、消肿解毒；蒲公英苦甘寒，清热解毒散结消肿，三味逐瘀通络，然药性寒平和，可调节君药偏温之性。自然铜散瘀止痛，接骨续筋，近代研究证实其有续骨功效，佐以川续断，以治骨骼折裂。羌活、荆芥、防风温散祛寒，利关节，止疼痛。五加皮行经络，舒筋脉。肉桂、香橼皮芳香理气，推动气血畅达，气行血亦行，佐诸活血化瘀，使之行动而得效。白及消肿生肌，茜草活血而通经活络，使引诸药退瘀斑、消肿胀、止疼痛。

本方突出治伤要药三七、乳香、没药，以活血化瘀为主，合诸药续骨理筋、祛风通达、理气活血。本方配伍全面，寒温得当，为治疗一切跌打损伤、骨折伤筋、血阻不散、肿胀疼痛的外用效方。

病案四

患　者：金某某　　　**性　别**：男　　　**年　龄**：16岁

主　诉：外伤后右肩肿痛，活动受限1日。

现 病 史：患者不慎撞击摔倒致右肩着地，即刻觉右肩前肿胀疼痛，右上肢活动受限，右上肢牵拉时疼痛加重。1日后就诊本院门诊。患者受伤即刻无昏迷、意识障碍、恶心、呕吐等发生。

既 往 史：否认有心脏病、高血压、糖尿病等疾患史。

过 敏 史：否认。

体格检查：右肩关节活动受限，右肩前锁骨上窝处饱满。右锁骨中段畸形，压痛阳性，压之可触及骨擦音。右上肢肢端皮肤感觉及活动可。舌质淡，苔薄白，脉偏细。

辅助检查：X 线检查提示右锁骨中段骨折。

中医诊断：骨断。

证候诊断：气滞血瘀，骨断筋伤。

西医诊断：右锁骨骨折。

治 法：活血化瘀，通络止痛。

处理方法：①手法复位，"∞"字绷带固定。嘱患者取坐位，挺胸抬头，双手叉腰，保持肩关节向后外展打开。医者立于患者身后，一足踏于凳缘上，将膝部顶住患者背部正中，双手握住两侧肩关节外侧，沿锁骨方向，向后徐徐拔伸，使患者深吸气，抬头挺胸，肩部后伸，以矫正骨折端的重叠移位。助手立于患者身前，沿患侧锁骨由内向外触摸，至骨折断端，用两手拇指、示指捏住断端两侧，一手向外按推，另一手向内按推（如陷下则按提），使断处对合。骨位矫正后，以软板或压力垫覆于其上，两侧腋下垫以棉垫，以"∞"字绷带固定，后侧收紧，保持患者挺胸、肩后展。②中药内服，治拟活血化瘀、安神定痛。方下积雪草 9g，鲜生地黄 12g，杭白芍 9g，生甘草 3g，当归尾 9g，土鳖虫 3g，乳香炭 6g，没药炭 6g，朱茯神 12g，炒枣仁 9g，参三七 3g。共 7 贴。

复 诊：骨折后 1 周，患者肩以"∞"字绷带固定中。上肢肢端血供及活动可。复查 X 线，骨折断端对位可，对线略差，予调整固定带，门诊随访。上方继续口服。

三 诊：骨折后 2 周，复查 X 线提示骨折对位、对线可，无移位。

四 诊：骨折后 1 个月，复查 X 线提示骨折对位、对线可，无移位，骨折愈合中。予养血通络、续筋接骨之中药，方下川续断 9g，骨碎补 6g，自然铜 6g，积雪草 6g，鲜生地黄 12g，当归尾 9g，土鳖虫 3g，白芍 9g，乳香炭 6g，没药炭 6g，甘草 3g。断骨膏继续外用。

五　诊：患者锁骨固定带固定已 6 周，疼痛已不明显，断端局部已无明显骨擦音及活动感。复查 X 线提示骨折对位、对线可，无移位，骨折愈合良好。移除锁骨固定带，局部断骨膏外用，嘱避免上肢负重牵拉。

此后随访，2 个多月后，患者上肢功能无异常，局部无明显畸形，X 线检查提示愈合良好。

按语 锁骨为弧形长管状骨，呈双弯曲状。多因跌扑倒地、手掌撑地或肩外侧触地、间接暴力传导所致锁骨骨折，也可由直接打击造成。锁骨骨折以中外 1/3 骨折多见，无明显血管神经损伤的锁骨骨折可行非手术治疗。"∞"字绷带固定法演化于《伤科汇纂》，载："《陈氏秘传》云：布带一条从患处绑至那边腋下缚住，又用一条从患处腋下绑至那边肩上，亦用棉絮一团实其腋下，方得稳固。"此固定法，需根据断端情况不断调整，并注意观察双上肢血管神经症状。同时，骨折早期应以活血化瘀为主，使瘀血得以消散，尽快恢复气血通畅，所谓"瘀不去，新血不得生"。胡大佑在活血化瘀的同时，十分注重安神药物的应用，以枣仁、朱茯神相须为用，宁心安神，缓解患者的烦躁情绪。安神和止痛是具有协同作用的一对方法。患者骨折 3 周后，肿胀消退，筋骨断裂处初步连接，疼痛明显减轻，但筋骨萎软，时有作痛，说明瘀血尚未化尽，经脉还未完全畅通，气血仍欠充旺。因此，除活血化瘀外，也要重视养血通络、接骨续筋之药的应用，以促进筋骨愈合。

病案五

患　者：张某某　　**性　别**：男　　**年　龄**：59 岁

主　诉：外伤后左上臂肿痛，活动受限 14 日。

现病史：患者不慎滚跌摔倒，觉左上臂肿胀疼痛，不能活动，即刻就诊本院骨科急诊。X 线提示左肱骨中段骨折，建议手术治疗。患者对手术有所顾虑，拒绝，故予石膏固定及三角巾前臂悬吊。患者回家后，左上臂疼痛逐渐加重，半月后就诊伤科门诊，见左前臂及左手肿胀明显，桡动脉搏动薄弱，拆除石膏，见左上臂皮肤大面积张力性水疱出现。

既往史：有高血压病史，否认有心脏病、糖尿病等疾患史。

过敏史：青霉素过敏。

体格检查：左上肢自上臂至左手均明显肿胀（图3-3）。左上臂散在多发张力性水疱（图3-4），部分溃破。左上臂纵轴叩痛阳性，可扪及骨擦音和异常活动。远端血液循环差，手指活动可。舌质暗红，苔薄腻，脉细。

辅助检查：X线检查（图3-5）提示左肱骨中段骨折。

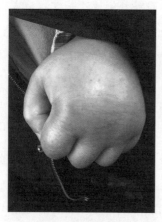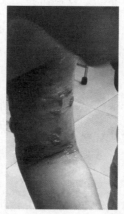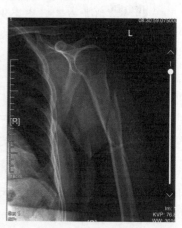

图3-3 患肢远端肿胀　图3-4 上臂散在张力性水疱　图3-5 肱骨正位片

中医诊断：骨断。

证候诊断：脾虚湿阻，骨碎血瘀。

西医诊断：左肱骨中段骨折。

治法：活血祛瘀，健脾化湿，消肿止痛。

处理方法：①创面清洁，换药处理，纱布覆盖。②手法复位，夹板固定，三角巾贴胸位悬吊固定。③中药内服。苍术12g，白术12g，川朴6g，薏苡仁15g，陈皮6g，半夏9g，茯苓12g，积雪草15g，三七6g，川芎6g，当归9g，土鳖虫9g，白芍9g，合欢皮12g，甘草3g。④夹板固定后，复查X线了解骨折固定情况。

复诊：2日后复诊，左上肢前臂及手部肿胀改善，肢端血液循环及活动可。复查X线见骨折端对位、对线可。予创面清洁换药，调整夹板和压力垫位置及扎带松紧程度。上方继续口服。嘱积极复查，及时调整。

三 诊：骨折后 1 周，复查 X 线提示骨折对位、对线可，无移位。皮肤已基本愈合，肿胀改善，肢端血液循环及活动可，继续夹板调整后固定。

四 诊：骨折后 2 周，肢端血液循环及活动均可，肿胀明显改善。复查 X 线提示骨折对位、对线可，无移位，骨折愈合中。上方去苍术、合欢皮，加丹参 9g，续断 9g，骨碎补 12g。

五 诊：患者骨折后 1 个多月，其间调整夹板固定，均未复查影像学。目前疼痛已不明显，患肢肿胀明显好转，肢端血液循环及活动好。复查 X 线提示骨折对位、对线可，无移位，骨折愈合良好。

六 诊：患者骨折夹板固定已 8 周，疼痛已不明显，移除固定夹板。复查 X 线（图 3-6）提示骨折对位、对线可，无移位，骨折愈合良好。嘱避免上肢负重牵拉。逐步加强肩、肘关节功能锻炼。应用外洗方，方下伸筋草 15g，透骨草 12g，泽兰 15g，红花 9g，刘寄奴 12g，五加皮 12g，乳香 12g，没药 12g，积雪草 15g，接骨木 15g。

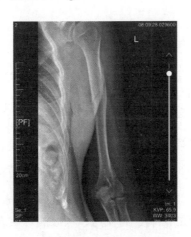

图 3-6 肱骨正位片

此后随访，患者上肢功能无异常，局部无明显畸形。

按语 对于肱骨中段骨折，大多数医院都会要求患者手术治疗。本案患者对手术有所顾虑，予石膏固定后出现患肢循环障碍、大面积张力性水疱，增加固定及治疗难度。中医保守治疗对于这类骨折的治疗效果是具有一定优势的。X线检查显示，患者断端轻度成角畸形，牵拉复位后，予压力垫及夹板固定，改善成角。夹板固定存在有限接触、皮肤负担轻、灵活调整、固定不影响邻近关节的特点，减少对局部创面的负担，不增加血液循环阻力，为治疗本案骨折绝佳方案。

一般来说，骨折后中药内服治疗早期都以活血化瘀为宗，本案患者有明显湿象，湿邪与瘀血都会阻滞经络气血的运行，如单用活血化瘀的方法，其疗效难言满意。所以在用积雪草、三七、川芎、当归、白芍、土鳖虫活血化瘀的同时，用苍术、白术、川朴、薏苡仁、陈皮、半夏、茯苓健脾化湿。另外，方中合欢皮常在骨折早期使用，是魏氏伤科注重情志治疗的体现。病情好转明显后，减轻化湿之力，去苍术、合欢皮，加丹参、续断、骨碎补增加活血接骨之功。后患者骨折愈合良好，但由于长时间固定，肩肘关节功能受到部分影响，故后期重要的是邻近关节的功能恢复，嘱患者加强肩、肘关节功能锻炼，并用外洗方，促进功能恢复，体现了中医伤科筋骨并重、动静结合的治疗原则。

病案六

患　者：李某　　　**性　别**：女　　　**年　龄**：61岁

主　诉：左腕骨折伴活动不利4个多月。

现 病 史：患者4个多月前因跌倒后左腕疼痛，活动不利。在外院就诊，X线检查提示腕关节骨质疏松，关节面不平整，伴尺骨茎突分离。予石膏外固定，骨折正常愈合后拆除石膏。但患者感左腕关节活动不利，活动时关节酸痛，握物无力。为进一步康复治疗，至本院就诊。

既 往 史：否认有心脏病、高血压、糖尿病等疾患史。

过 敏 史：青霉素过敏。

体格检查：左腕关节无肿胀，无明显压痛。腕关节活动受限，背伸30°，掌屈30°。腕关节旋转活动尚可。手指无明显肿胀。舌质淡，苔薄白，脉偏细。

辅助检查：外院X线检查提示左腕关节骨质疏松，关节面不平整，尺骨茎突分离。

中医诊断：腕部伤筋，尺骨骨折。

证候诊断：肝肾不足，气血凝滞。

西医诊断：左尺骨茎突骨折。

治　法：补肝益肾，舒筋活血。

处　方：①断骨膏外用。②四肢洗方外用，每日1次。③中药内服。羌活12g，全当归12g，五加皮12g，独活12g，川续断12g，炒杜仲12g，荆芥12g，红花9g，防风12g，牛膝12g。清水浸泡，文火煮沸，去沫取汁，每日2次，顿服。④手法、导引治疗。

复　诊：治疗后2周，患者诉左腕活动改善。中药续服，四肢洗方续用，坚持手法治疗和导引治疗。

三　诊：治疗1个月，患者诉左腕活动改善。屈伸活动度明显增加，背伸60°，掌屈40°。舌淡，苔薄，脉偏细。四肢洗方续用，坚持腕部导引治疗。

经随访，本患者腕关节活动基本恢复正常，疗效满意。

按语 尺骨茎突骨折多是一种撕脱性骨折，是常见腕部损伤一种，常伴发Colles骨折，尺骨茎突骨折分离后往往继发骨折不愈合。

胡大佑认为骨折后期往往伴有很多"筋结""骨痿"的症状，所以会导致关节功能受限。对于这类患者，应当采用内外治结合的治疗方案。骨折后期内治法辨证思路仍以肝肾不足、强筋壮骨为主。本案患者诊断左尺骨茎突骨折明确，就诊时已有4个多月，茎突骨折存在分离，愈合不易。同时腕关节关节不平整，未来有腕关节骨关节炎发生的可能。骨折日久，关节活动受限。所以该患者既有"筋结"，又有"骨痿"。内治法给予舒筋活血汤加味。对于骨折后遗症，外治法往往能起到很好的作用。腕部损伤后期都可以予手法治疗，起到松解筋骨粘连、滑利关节的作用。腕关节导引也是魏氏伤科的诊疗特色。针对腕关节，魏氏伤科有握拳导引、滚拳导引、撑掌导引、金鸡点头导引，操作简单。通过腕关节导引，松解关节粘连，起到舒筋利节、活血荣筋的作用。

病案七

患　者：倪某某　　　**性　别**：女　　　**年　龄**：72岁

主　诉：左肩跌伤疼痛，伴活动不利3天。

现 病 史：患者3天前不慎跌伤，感肩部疼痛，活动不利。至当地医院就诊，X线检查提示左肱骨近端骨折伴移位。左上肢肿胀，手指活动可。外院建议患者手术治疗。患者考虑后选择保守治疗，至胡大佑门诊就诊，做进一步诊治。

既 往 史：有糖尿病病史，否认有心脏病、高血压等疾患史。

过 敏 史：否认。

体格检查：左肩部肿胀，压痛，活动不利。左上肢颈腕吊带悬吊固定中。舌质淡，苔薄白，脉偏细。

辅助检查：外院X线检查提示左肱骨近端骨折伴移位。

中医诊断：骨断。

证候诊断：气滞血瘀。

西医诊断：左肱骨近端骨折。

治　法：活血、化瘀、止痛（骨折三期治疗）。

处　方：①中药内服。积雪草12g，全当归9g，鲜生地黄12g，杭白芍9g，红花12g，土鳖虫6g，骨碎补9g，川续断9g，炙乳香9g，炙没药9g，川牛膝9g。共7贴。②手法整复。患者取仰卧位，助手用布带兜住腋下，另一助手牵拉腕部，轻微维持。术者手指内托外按，调整骨折复位。持续牵引，改坐位，予肩肘固定带外固定。X线检查提示位置对位可，X线侧位片提示无明显成角。

复　诊：治疗后1周，患者复诊，患处固定后疼痛减轻，局部青紫。予调整肩部固定带。鼓励活动手指、腕部关节。口服中药，前方续用，加茯苓12g，黄芪12g。

三　诊：骨折后1个多月（45天），局部无明显疼痛，X线检查对位、对线可，继续肩肘带外固定。中药口服，辨证按照骨折三期，中期治疗以活血化瘀、强筋壮骨为主，予独活寄生汤加减，促进骨折愈合，逐步开始肩关节功能锻炼。

四　诊： 骨折后 2 个月，X 线检查提示骨折愈合良好。外用四肢洗方，桑枝 9g，桂枝 9g，川牛膝 9g，川红花 9g，川木瓜 9g，萆薢 9g，积雪草 9g，当归 9g，补骨脂 9g，羌活 9g，独活 9g。每日 1 次。指导患者进行上肢肩关节屈腰轮肩活动，增加肩关节活动度。

五　诊： 骨折后 6 个月，X 线检查提示骨折愈合，对位良好。肩关节外展 70°，前屈 150°。后伸拇指摸棘可触及 L2 水平。

按语 魏氏伤科中肱骨又称臑骨，肩臑部包括肱骨大结节及外科颈骨。本病的病因多为患者跌扑时以手撑地，临床表现多为局部肿胀、疼痛，就诊时以健手托住患肘，紧贴胸壁。

胡大佑认为本患者骨折断端有嵌插，没有明显的成角和内外侧移位，所以手法整复只需要顺势牵引，轻微调整。固定方式可用肩肘带外固定于胸壁。肱骨外科颈骨折需与解剖颈骨折相区别，后者有肱骨头缺血坏死可能。而外科颈骨折愈合良好。肱骨外科颈骨折有外展型和内收型。目前骨科以手术治疗为主，但从疗效上看，术后肩关节活动障碍的情况非常多见，而且后期需要再次手术拆除内固定。对于骨折的治疗，魏氏伤科经验非常丰富。治疗原则仍然按照骨折三期治疗为主。早期予活血化瘀止痛，中后期逐步加入补益肝肾之品，后期可予魏氏伤科熏洗方、四肢洗方、断骨膏等外用。四肢洗方为魏氏伤科验方，以滑利关节、温通经络、活血祛风，使邪去瘀化，疼痛消除。本病治疗突出功能训练，一般伤后 3~4 周开始锻炼，活动范围逐步增加，循序渐进。通过内服中药，外用洗方，结合功能训练，疗效满意。

病案八

患　者： 李某　　　**性　别：** 女　　　**年　龄：** 40 岁

主　诉： 左肘外伤疼痛，伴活动不利 10 天。

现病史： 患者 10 天前不慎跌伤，肘部着地，感肘部疼痛，活动不利。至外院就诊，予 X 线检查提示左桡骨小头骨折，予石膏外固定。为进一步治疗，至胡大佑门诊就诊。患者诉近日关节疼痛，伴胃纳不适，心烦失眠，大便干，小便频。

既 往 史：否认有心脏病、高血压、糖尿病等疾患史。

过 敏 史：否认。

体格检查：左肘外侧压痛，活动不利。石膏外固定中，指端血供良好。舌质淡，苔薄白，脉偏细。

辅助检查：外院 X 线检查提示左桡骨小头骨折。

中医诊断：桡骨骨折。

证候诊断：气滞血瘀。

西医诊断：左桡骨小头骨折。

治 法：舒筋活血，祛风通络。

处 方：①中药内治，续骨活血汤主之。积雪草 12g，全当归 9g，生地黄 12g，杭白芍 9g，土鳖虫 6g，骨碎补 9g，川续断 9g，炙乳香 9g，炙没药 9g，川牛膝 9g。共 7 贴，每日 2 煎，日服 1 贴。②石膏外固定。

复 诊：1 周后复诊，石膏外固定中，调整石膏。前方加茯苓 12g，杜仲 12g，鼓励活动手指关节，做握拳活动。

三 诊：2 周后复诊，继续石膏外固定。X 线检查提示骨折对位良好。前方续服。

四 诊：骨折后 6 周，拆除石膏。X 线检查提示骨折线模糊，愈合良好。外敷断骨膏，改四肢洗方。方下桑枝 9g，桂枝 9g，川牛膝 9g，川红花 9g，川木瓜 9g，萆薢 9g，积雪草 9g，当归 9g，补骨脂 9g，羌活 9g，独活 9g。鼓励活动手指、腕关节，主动做肘关节屈伸活动。

随访至今，患者肘关节疼痛基本消失，关节活动恢复至正常范围内。

按语 桡骨小头骨折是常见的肘部骨折，占全身骨折的 0.8%。桡骨小头骨折是关节内骨折，本患者桡骨小头骨折，对位良好，故可保守治疗。桡骨小头骨折受伤机制多为肘关节伸直位摔倒时，手掌着地，外力使桡骨头在外翻位与肱骨小头撞击而产生骨折。常合并肱骨小头损伤、内侧副韧带损伤。

本患者是 I 型桡骨小头骨折，早期给予石膏外固定，拆除石膏后进行肘功能训练。中医治疗骨折，重视动静结合，断端得到确切固定后，应当允许上下关节的适当运动，主要控制不利于断端稳定的动作。这样当骨折愈合时，可保证关节功能的恢复。中医的骨折三期治疗，早期骨折以活血化瘀止痛为原则，中后期以补益肝肾、强筋壮骨为主。续骨活血汤是魏氏伤科验方，以四物汤为基础，加上乳香、没药，治疗肢体关节疼痛，对于瘀血尤为合适。《医学衷中参西录》云："乳香没药，二药合并，宣通脏腑，流通经络之要药，其通气活血之力，又善于风寒湿痹，周身麻木，四肢不遂。"骨碎补、川续断筋接骨。骨折后期采用魏氏伤科四肢洗方，促进局部活血化瘀，气血运行，结合上肢功能训练。在骨折愈合的同时，保证了关节功能的恢复。

病案九

患　者：赵某某　　　**性　别**：男　　　**年　龄**：53 岁

主　诉：左足跟骨折伴行走活动不利 3 个多月。

现 病 史：患者 3 个多月前从高处坠落导致左足跟部疼痛，肿胀。至外院就诊，X 线检查提示左足跟骨骨折。予石膏外固定，消肿支持治疗。后期骨折自然愈合，但患者感行走时左踝、足跟部疼痛，行走活动受限，跛行。足背肿胀，经休息制动未见好转。为进一步治疗，至胡大佑专家门诊就诊。

既 往 史：否认有心脏病、高血压、糖尿病等疾患史。

过 敏 史：否认。

体格检查：左足背肿胀，足跟部压痛、跟距关节处压痛。踝关节背伸 60°，跖屈 120°。舌质淡，苔薄白，脉偏细。

辅助检查：外院 X 线检查提示左足跟骨骨折。

中医诊断：跟骨骨折。

证候诊断：骨折筋伤，气血瘀滞。

西医诊断：左跟骨骨折。

治　法：舒筋活血，强筋壮骨。

处　方：①中药内服。伸筋草 12g，全当归 12g，炙狗脊 12g，炙乳没 12g，川牛膝 12g，杭白芍 12g，川木瓜 12g，秦艽 12g，甘草 12g，杜仲 12g，川续断 12g，桑寄生 12g，煎服。②外用四肢洗方。③手法治疗。跟骨骨折愈合后关节活动不利，按照踝关节手法治疗。首先一手握足踝部，另一手握足背，被动活动踝关节，拇指推揉跟距关节；其次极度背伸踝关节，背伸至极限位后，一手固定踝部，另一手握足背，突然跖屈；最后被动摇动踝关节。④导引治疗。翻足导引：两下肢同时用力，使两足做内翻活动，幅度由小到大。先坐位，力量增强后改站位；背伸跖屈导引：患足做主动背伸、跖屈活动。

复　诊： 1周后复诊，患者诉左足关节疼痛，活动改善，站立活动时左足疼痛减轻，活动范围改善，继续予手法、导引治疗，门诊随访。

三　诊： 2周后复诊，手法治疗，四肢洗方续用，导引锻炼治疗，口服伸筋活血汤。

四　诊： 1个月后复诊，患者诉行走活动显著改善，无扶持下可站立行走。鼓励患者采用正常行走步态，继续手法、导引治疗。

随访至今，患者足踝关节疼痛基本消失，关节活动恢复至正常范围内。

按语 魏氏伤科治疗跟骨骨折有丰富的经验，特别是对于跟骨骨折后期。本案患者跟骨骨折3个多月，影像学提示骨折已愈合，局部骨折筋断后发生"骨痿""筋挛"。从全身来说，治疗以肝肾亏虚为主，所以中药调理以补肝肾为本，活血通络为辅，骨折局部以外治法舒筋活络。故以伸筋活血汤为主方加味，予魏氏伤科手法结合导引训练改善足踝关节活动度，外用四肢洗方也可以起到舒筋活血通络的作用。内外合治，足踝关节活动得到明显改善。

跟骨骨折往往波及距下关节，导致遗留慢性疼痛可能。从解剖角度看，跟骨是人体最大的一块跗骨，足后纵弓的后侧部分，固定有弹性地支撑体重，为小腿肌肉提供很强的支撑点，跟骨远端支撑距骨传来的负荷。跟腱附着在跟结节中部，提供足部跖屈力量。无论是手法复位或是手术治疗，目的都是恢复足弓高度和负重关系。影像学上 Bohler 角（跟骨结节关节角）的测量是观察跟距关节形态的重要标志。本患者虽有跟骨骨折，但骨距关节形态没有破坏，所以治疗预后良好。

病案十

患　者：安某　　　**性　别**：男　　　**年　龄**：48岁

主　诉：跌伤后左肩、左胸部疼痛，伴肩部活动不利3天。

现 病 史：患者就诊3天前不慎跌伤，左肩、左胸部着地，摔伤后感左肩部、左胸部疼痛，肩部活动不利。呼吸时胸部疼痛，疼痛剧烈。至外院就诊，予X线检查提示左锁骨肩峰端骨折，左第二、三肋骨骨折。建议手术治疗。患者对手术治疗有所顾虑，拒绝，自行回家休养。今患者为进一步诊治，至胡大佑专家门诊就诊。患者就诊时左上肢悬吊固定，不敢深呼吸，夜间睡眠差，胃纳可。舌红，苔腻，脉弦。

既 往 史：否认有心脏病、高血压、糖尿病等疾患史。

过 敏 史：青霉素过敏。

体格检查：左肩峰部皮肤可见青紫瘀斑，局部压痛，可及骨折断端。左胸部压痛，胸廓挤压试验阳性。左上肢感觉正常。肱二头肌、肱三头肌反射引出。握力正常。双下肢霍夫曼征阴性。舌红，苔腻，脉弦。

辅助检查：X线检查提示左锁骨骨折，断端移位。

中医诊断：锁骨骨折。

证候诊断：气滞血瘀。

西医诊断：左锁骨骨折。

治　法：活血化瘀止痛。

处　方：①手法复位，锁骨骨折固定带外固定。②消肿散外用。③中药内服。独活12g，桑寄生12g，杜仲12g，乳香12g，牡丹皮12g，牛膝12g，茯苓12g，没药12g，当归12g，川芎12g，党参12g，白芍12g，红花9g，威灵仙12g，甘草3g。浸泡半小时，文火煮沸去沫，一贴2煎，每日2次，予7贴。④西药口服。美洛昔康片每日1次，每次1片。迈之灵每日2次，每次2片。

复　诊：1周后复诊，患者诉左肩部、胸部呼吸疼痛好转。腋下皮肤有破损，调整锁骨骨折固定带外固定，手指活动可，末梢血液循环可。复查X线提示骨折对位良好。

三 诊：骨折后 1 个月复诊，患者诉左肩部、胸部无明显疼痛，呼吸平，睡眠情况改善，胃纳可，手指无麻木。复查 X 线提示骨折对位良好，骨痂生长。

按语 锁骨骨折是常见骨折，锁骨为 "S" 形骨，没有髓腔。常见的锁骨骨折位于锁骨中 1/3，锁骨中外 1/3 骨折比较少见。本患者锁骨骨折是由于跌倒，手掌撑地，外力传导至肩部，再传导至锁骨，锁骨遭受间接外力和剪切力导致。锁骨外 1/3 骨折，骨折近端由于失去喙锁韧带稳定，并且受胸锁乳突肌和斜方肌牵拉，发生向上、向后移位，而骨折远端受到肢体重力及胸大肌、胸小肌牵拉的影响，往往发生向下、向内移位。

胡大佑认为锁骨骨折可以采用保守治疗。由于目前西医的发展，锁骨骨折更多见于骨科，采用钢板螺钉内固定。手术治疗能使骨折解剖复位，早期活动。如果骨折断端有软组织嵌夹，复位困难，也需要手术治疗。但手术治疗的缺点也是显而易见的，比如手术中骨膜损伤后骨折迟缓愈合，不愈合可能性增大。而后期的内固定取出，意味着患者还需要进行二次手术。本患者骨折复合锁骨中外 1/3 骨折，在手法整复过程中，首先需要医患配合，让患者知晓挺胸抬头的重要性。医者从患者背后双手扶住其肩部，膝部顶住胸背部，将胸部充分打开。助手在患者腋下放置棉垫，防止压迫伤。锁骨固定带 "∞" 字固定，固定后骨折断端随着胸部打开，自然复位。胡大佑认为保守治疗锁骨骨折可能不能达到解剖复位，但不影响上肢功能。"∞" 字固定后要特别注意对腋下的保护，防止压迫到神经血管。

对于骨折的药物治疗，除了早期消炎镇痛药物应用外，中药治疗应当复合骨折三期治疗，早期骨折筋断，局部出血、瘀血，用药重在活血化瘀止痛；中期瘀血逐步消散，但筋骨萎软，重在活血通络，促进骨折愈合；后期重在补益肝肾、舒筋活络。

第十节

腱 鞘 炎

病案一

患　者：周某某　　　　**性　别**：女　　　　**年　龄**：68岁

主　诉：右腕部疼痛半年，加剧3周。

现 病 史：患者平素家务劳作较多，半年前无特殊诱因下出现右腕部疼痛。无明显外伤史。疼痛逐渐加重，曾口服消炎止痛药物，症状未见明显缓解。近3周来，由于提过重物，右腕疼痛明显加重，穿衣、吃饭也疼痛，严重影响了生活。曾在外院行MRI检查提示颈椎间盘突出。口服消炎镇痛药物及营养神经药物，未见好转；又敷贴膏药，具体不详，亦无缓解。遂就诊本院专家门诊。

既 往 史：有心脏病、高血压病史，无糖尿病等疾患史。

过 敏 史：否认。

体格检查：右腕部外形正常。右腕桡骨茎突处有压痛，局部略肿胀。腕关节活动受限，主要是不能向尺侧倾斜。拇指屈伸无力。脉细弦，苔薄，舌暗红。

辅助检查：外院MRI检查提示颈椎间盘突出。

中医诊断：痹证。

证候诊断：气滞血瘀。

西医诊断：桡骨茎突狭窄性腱鞘炎。

治　法：活血化瘀，舒筋止痛。

处　方：①消肿散外敷3次。②中药外洗，方用四肢洗方。每日2次，洗后外搽活络药水，至有微热感。③手法治疗：首先要医者一手握住患者之手，另一手用拇指在疼痛部位，沿桡侧做上下推揉，来回数次，以使局部筋舒；然后一手紧紧握住患者之手（包括拇指），另一手拇示二指置于患者腕部尺桡两侧，先做上下活动，再向下（尺侧）猛然一拉，可以听到患处有"咔哒"声音。以上手法为 1 节，3 节为 1 次手法，每周 2 次，4~6 周为 1 个疗程。

复　诊：患者经药物外洗及手法治疗 8 次后，肿胀消失。腕部疼痛减轻，用力提物时有轻度疼痛。已能做开关水龙头、穿衣等日常动作。继续予以手法治疗和药物外洗治疗。门诊随访。

三　诊：患者再经药物外洗及 8 次手法治疗后，症状基本消失，结束治疗。

按语 本病属于中医伤科伤筋范畴，为临床上常见疾病。多由于手部经常用力摩擦劳损所致，病情多表现为慢性发作。如果有跌扑外伤，应先排除骨与关节损伤。本病药物治疗上，如局部轻度肿胀者，多先外敷消肿散。肿胀消退后，用四肢洗方局部熏洗并外搽活络药水。本病手法治疗是魏氏伤科特色疗法。其中向患者腕部尺侧猛然一拉，是手法的关键，因此，要求在每次手法时，必须拉出响声，才能取得应有的疗效。如果患者疼痛较重，尺偏时有明显限制，应先做好第一步手法，使局部充分放松，在第二步紧握患者之手向尺侧猛拉时，可将患者拇指放开（不要握在掌心内），这样可以减少桡侧拉力，减轻疼痛，有利于拉出响声。当症状好转后，再握手向尺侧猛拉，此时应将拇指握在掌心之内。

桡骨茎突腱鞘炎的导引治疗也是魏氏伤科疗法的重要一环，一般采取金鸡点头导引：拇指屈曲至掌心，然后四指扣紧压住拇指，握拳；将前臂置于正中位，拳头尽量向桡侧上抬到极度，然后向尺侧屈曲至极度。在锻炼中完全要依靠腕部用力，手不可松开。腕部疼痛呈有桡侧腱鞘炎，或腕部损伤后腕关节向桡侧或尺侧活动限制等症者，均可用此法锻炼。

病案二

患　者：杜某　　**性　别**：女　　**年　龄**：51 岁

主　诉：左拇指疼痛 1 个月，加剧 1 周。

现病史：患者平素工作应用电脑及手机较多，1 个月前出现左拇指掌指关节附近疼痛，拇指活动时疼痛较明显。无明显外伤史。1 周前疼痛逐渐加重，有时拇指屈伸活动时感觉有扳机感。曾自行口服消炎止痛药物，症状未见明显缓解。曾在外院行 X 线检查，提示未见明显异常。外院又予代温灸膏外贴，亦无缓解。遂就诊胡大佑专家门诊。

既　往　史： 无心脏病、高血压、糖尿病等疾患史。

过　敏　史： 否认。

体格检查： 左手外形正常。左手拇指掌指关节掌侧屈指肌腱处压痛。局部略肿，左手拇指掌指关节活动受限，活动时有扳机感。脉细弦，苔薄，舌暗红。

辅助检查： 外院 X 线检查提示左手骨骼未见明显异常。具体 X 线片未见。

中医诊断： 痹证。

证候诊断： 气滞血瘀。

西医诊断： 拇指屈指肌腱腱鞘炎。

治　　法： 活血化瘀，舒筋止痛。

处　　方： ①中药消肿散外敷 3 次。②中药外洗。方下伸筋草 15g，积雪草 15g，透骨草 15g，苏木 12g，木瓜 12g，老鹳草 15g，络石藤 12g，海桐皮 15g，五加皮 12g。每日洗 2 次。③手法治疗。首先医者一手使患指保持过伸位，另一手用拇示二指捻揉疼痛点，示指置于患者掌指关节背侧做支点，拇指置于掌指关节掌侧捻揉疼痛点，由轻而重，务必使局部坚硬的压痛点软化；其次医者一手固定疼痛关节上部，一手捏住患指，摇动受累的指节。按顺时针方向和逆时针方向各摇动 5~10 次，以增加关节活动度；最后固定腕关节，让患指逐渐做数次极度过伸活动，再让患指尽量做数次掌屈活动。以上手法每周 3 次，4~6 周作为一个疗程。

复　　诊： 患者经药物外洗及手法治疗 2 周后，肿胀消失。掌指关节疼痛减轻，拇指用力提物时或长时间做拇指屈曲活动时有疼痛。继续予以手法治疗和药物外洗治疗，辅以撑指导引。撑指导引患者取站立位，或坐位，或卧位均可。两手十指末节指腹紧紧相对，手指微屈。在上述位置上，十指同时平均用力，尽量将手指撑开（使手指过伸）。一屈一松（一松一紧）作为 1 节。轻症者，做 10~20 节。重症者，做 5~10 节。每日锻炼 2~3 次。

三　　诊： 患者再经药物外洗及 8 次手法治疗，结合导引训练后，症状基本消失，结束治疗。

按语 拇指屈指肌腱腱鞘炎发生的原因大都由手握坚硬工具操作过劳所引起；或平时缺乏劳动锻炼，突然从事手部过度用力的工作时发生；或为手指劳动时活动频繁积劳损伤所致。属于中医伤科伤筋范畴，为临床上的常见疾病。多由于手部经常用力劳损所致，病情多表现为慢性发作。如果有跌扑外伤，应先排除骨与关节损伤。本病药物治疗上，如局部轻度肿胀者，多先外敷消肿散。肿胀消退后，予洗方外洗，同时辅以手法结合导引治疗。

本患者脉细弦，苔薄，舌暗红。治疗以舒筋通络，活血止痛为主。方用：伸筋草 15g，积雪草 15g，透骨草 15g，苏木 12g，木瓜 12g，老鹳草 15g，络石藤 12g，海桐皮 15g，五加皮 12g。方中伸筋草一味为魏氏伤科常用药物，又名宽筋藤，其性味苦辛，性平，入肝、脾、肾经。《植物名实图考》言其"为调和筋骨之药"，善于舒筋活血、祛风止痛，除湿消肿。透骨草，味辛，性温，入肝、肾两经，有祛风湿、活血止痛的功效。与伸筋草合用，一平一湿，除了能舒筋活血消肿之外，又加强了散瘀止痛的功效，此两味为君药。积雪草，味苦辛，性寒。《纲目拾遗》云："清热利湿，活血止痛，解毒消肿，利水。"苏木，又叫苏方木，味甘咸，稍辛，入心、肝、大肠经。《纲目拾遗》中言其："乃三阴经血分药，少用和血，多用破血。"《本草经书》云："能祛一切凝滞停留之血。"木瓜，味酸性温，入肝、脾、胃经，有舒筋通络、和胃化湿的功效，主治风湿痹痛、肢体沉重、筋脉拘挛。《本草正》言其："专入肝，益筋走血，疗腰膝无力。"老鹳草，味苦辛，性平，入大肠经，有祛风活血、清热利湿的功效，临床上多用于风湿痹痛。在《药性考》中"能舒筋活血，筋健络通"。络石藤，味苦辛，性微寒，入心、肝、肾经，其作用为通络止痛、凉血消肿。主治风湿痹痛、腰膝酸软、经脉拘挛、咽喉肿痛、蛇犬咬伤。《别录》言其："养肾，主腰髋痛，坚筋骨，利关节，通神。"《本草汇言》言："凡服此，能使血脉流通，经络条达，筋骨张利。"《本草正义》言："此物蔓生，而甚坚韧，节节生根，故善走经脉，通达肢节，用以疏解经络，宣通痹痛。"海桐皮，味苦辛，性平，归肝、脾经，有祛风除湿、舒筋通络、杀虫止痒之功。《本经逢原》言："此药能行经络，达病所。治风湿，腰腿不遂，血脉顽痹，腿膝疼痛。"五加皮，又称南五加皮、香加皮，味辛苦，性微温，入肝、肾经，有祛风湿、补肝肾、强筋骨、活血脉的功效。《医林撰要》云："健骨，补肝，燥湿，行水，活骨舒筋，为治风痹、湿痹良药。"上述诸药共奏，兼具逐痹、舒筋通络、活血止痛之功。

本病手法治疗是魏氏伤科特色疗法。一般手法做完为 1 节，3 节作为 1 次手法，每周 3 次，4~6 周作为 1 个疗程。该病病情严重者，患指可交锁在屈曲位，不能伸展，必须用手指在疼痛处进行按揉，始能解锁活动。后期手法还必须结合撑指导引锻炼。

屈指肌腱腱鞘炎的导引治疗也是魏氏伤科疗法的重要一环。撑指导引亦称为合掌导引，在临床上常用于扳机指和弹响指，手指疼痛不能过伸，采用此法配合洗方或外擦药水有一定的疗效。此外，对于手指损伤、屈曲不能伸直，用此导引，疗法亦佳。

第十一节
腰椎椎管狭窄症

病案一

患　者：许某某　　**性　别：**女　　**年　龄：**82 岁

主　诉：腰部疼痛及双下肢酸痛多年，加重 1 年。

现 病 史：患者腰痛伴双下肢酸痛，乏力多年，加重 1 年。曾多次就医，诊断为腰椎间盘突出症伴椎管狭窄症、骨质疏松症、腰椎退行性骨关节炎。曾行口服药物、手法治疗等，经过治疗后症状时作时止。行走后加重，休息后得缓。近日行走多，下肢酸胀疼痛症状加重。

既 往 史：骨质疏松史。

过 敏 史：否认。

体格检查：胸腰段后凸畸形。腰椎屈伸活动受限，前屈 50°，后伸 10°。双侧直腿抬高试验 90°。双下肢肌力 5 级。双下肢跟、膝反射引出。

舌偏暗，舌质略干，苔薄，脉细。

辅助检查： 外院 CT 检查提示腰椎广泛增生，椎管畸形伴椎管狭窄。骨密度检查提示骨质疏松表现。

中医诊断： 腰腿痛，痿证。

证候诊断： 气虚瘀滞，肝肾不足。

西医诊断： 腰椎间盘突出症，腰椎广泛退行性病变，腰椎椎管狭窄症，骨质疏松症。

治　法： 活血化瘀，补益肝肾。

处　方： 拟伸筋活血合剂。

复　诊： 治疗 1 周后，患者服用上药及自行休息后，腰腿疼痛明显缓解。继续服用伸筋活血合剂。马栗种子提取物片口服。

三　诊： 上方治疗 2 周后，腰腿疼痛酸胀的症状有所减轻，但尚未完全缓解。查体发现胸腰段后凸，腰椎活动较前改善明显，前屈 90°，后伸 25°，左右 30°。双侧直腿抬高试验 90°，双下肢肌力感觉可。双跟、膝、踝反射引出。舌略红，苔薄，脉细略数。证属肝肾不足，瘀滞阻络。治拟补益肝肾，化瘀通络。方下独活 9g，桑寄生 9g，杜仲 9g，骨碎补 9g，白芍 9g，川芎 9g，丹参 9g，当归 9g，川牛膝 9g，怀牛膝 9g，川地龙 9g，土鳖虫 9g，络石藤 18g，三七 6g，甘草 3g，共 7 贴。另予鲑鱼降钙素注射液肌注治疗骨质疏松。

按语 腰椎椎管狭窄症是伤骨科常见病，其发病原因十分复杂，有先天性的腰椎椎管狭窄，也有由于脊柱发生退行性病变引起的，还有由于外伤引起的脊柱骨折或脱位，或腰椎手术后引起的继发性椎管狭窄。原发性腰椎椎管狭窄单纯由先天性骨发育异常引起的，临床较少见；继发性腰椎椎管狭窄由椎间盘、椎体、关节退行性病变或脊椎滑脱、外伤骨折脱位、畸形性骨炎等引起，其中最常见的是退行性椎管狭窄症。

本案患者予魏氏伤科验方伸筋活血汤治疗，症状有所缓解，但始终迁延未能痊愈。三诊依苔脉辨证为标实本虚，肝肾不足，瘀滞经络，治当标本同治，再治拟补益肝肾、化瘀通络。白芍、川芎、丹参、当归，参四物汤之意，加独活、桑寄生、杜仲、骨碎补，仿照独活寄生汤补肝肾之法，川牛膝、怀牛膝能补能行，川地龙、土鳖虫是魏氏伤科常用的药对，配合络石藤、三七活血通络，最终达到补肾活血之功效。

病案二

患　者：胡某　　**性　别**：男　　**年　龄**：60 岁

主　诉：腰腿痛 3 年，加重 1 周。

现 病 史：患者 3 年前无明显诱因下出现腰腿痛，1 周前受凉导致疼痛加重，行走 300~400 米需停留原地休息或下蹲数分钟后方可继续行走，下肢牵制感，平卧休息后可改善。纳可，夜寐欠安，二便调。自行外用膏药后未见缓解，遂就诊本院专家门诊。

既 往 史：有高血压病史多年。

过 敏 史：否认。

体格检查：脊柱外观无畸形，腰部 L4~L5、L5~S1 椎间隙双旁开压痛阳性，叩击痛阴性，腰椎活动后伸受限，双下肢直腿抬高试验大于 70°，双下肢肌力及感觉无明显异常，双侧小腿外侧皮肤感觉稍减退，双膝、踝反射对称引出，双下肢病理征阴性。舌淡，苔白滑，脉沉。

辅助检查：外院 CT 检查提示 L2~L5 椎管相对狭窄，相应层面硬膜囊轻度受压。外院 MRI 检查提示 L4~S1 椎管狭窄，相应层面硬膜囊轻度受压。

中医诊断：腰腿痛。

证候诊断：风寒湿阻。

西医诊断：腰椎椎管狭窄症。

治　法：祛风寒，除湿痹，通经络。

处　方：拟独活寄生汤加减，方下独活 12g，防风 12g，川牛膝 9g，桑寄生 15g，秦艽 9g，杜仲 12g，茯苓 12g，党参 12g，白芍 15g，浙贝母 12g，陈皮 6g，甘草 3g。嘱患者卧位休息，配合蒸敷方外用。

复　诊：治疗 1 周后，患者诉腰部疼痛较前好转，双下肢胀痛减轻。查体见脊柱外观无畸形，压痛减轻，叩痛阴性，腰部后伸活动受限，双下肢直腿抬高试验大于 70°，双下肢肌力及感觉无明显异常，双侧小腿外侧皮肤感觉稍减退，双膝、踝反射对称引出，双下肢病理征阴性。舌淡，苔白，脉沉。辨证为肝肾亏虚，风寒湿阻。治疗遵原方加减，方下独活 12g，防风 12g，川牛膝 9g，桑寄生 15g，杜仲 12g，茯苓 12g，党参 12g，浙贝母 12g，陈皮 6g，甘草 3g。

三　诊：上方治疗 2 周后，腰腿痛症状已明显缓解，无特殊不适主诉，纳可，行走活动无明显受限，二便调，夜寐可。

按语 腰椎椎管狭窄症是指各种形式的椎管、神经管和椎间孔狭窄，软组织导致的椎管容积改变和硬膜囊本身的狭窄等会引起一系列腰腿痛和神经系统症状。因为椎管狭小，压迫了位于椎管中的马尾神经而产生腰腿痛等症状。如果椎管侧方狭窄，神经根也会受到嵌压，引起轴浆中断，神经体液运转障碍，神经鞘膜相对膨胀，刺激神经末梢；又因血运受阻，组织缺氧，静脉回流受限而致局部瘀滞等，这些构成腰腿痛的病因。

本案患者病程 3 年，为退行性椎管狭窄症，主要症状为间歇性跛行。影像学检查判断为腰椎椎管狭窄轻型，无手术治疗指征。此次发病为受寒所致，寒湿夹杂，凝滞经络，不通则痛，故出现腰腿痛。寒湿夹杂，痹阻筋脉，经络痹阻不畅，舌淡，苔白滑，脉沉，辨证为风寒湿阻。方予独活寄生汤加减，祛风寒，除湿痹，通经络。方中独活为君药，可祛在里之伏风，祛下焦与筋骨间风寒；防风可以达到祛风胜湿以止痹痛的效果；秦艽具有胜湿止痛的功效；桑寄生、杜仲、牛膝有祛风湿兼补益肝肾之功；党参具有补气健脾的作用，辅以浙贝母、陈皮软坚通络。诸药合用，可以达到通经活络、补益肝肾、祛除风湿之功，以此治之，故见效。

第十二节
强直性脊柱炎

病案一

　　患　者：王某某　　**性　别**：男　　**年　龄**：31 岁

　　主　诉：腰背疼痛，伴活动受限 1 年余。

　　现 病 史：患者于 1 年前出现腰部疼痛，背部胀痛僵硬，晨起尤甚。外院 X 线检查及血液学检查诊断为强直性脊柱炎。用多种抗风湿及消炎止痛药物治疗，未见明显疗效。

　　既 往 史：否认有心脏病、高血压、糖尿病等疾患史。

　　过 敏 史：否认。

　　体格检查：腰椎侧弯，腰部活动明显受限，后伸 10°，左右侧弯受限。双侧骶髂关节压叩痛阳性。双下肢直腿抬高试验70°，双下肢"4"字试验阳性，双下肢肌力及感觉正常。舌淡，苔薄腻，脉平。

　　辅助检查：X 线检查提示脊柱侧弯，胸腰椎各阶段呈竹节样改变，双侧骶髂关节模糊，显示不清。外院化验提示 HLA-B27 阳性。

　　中医诊断：痹证。

　　证候诊断：脾气虚弱，湿邪阻络。

　　西医诊断：强直性脊柱炎。

　　治　法：益气健脾，化湿通络。

　　处　方：中药外洗。党参 15g，白术 12g，白芍 12g，米仁 12g，豨莶草 15g，茯苓 12g，丹参 9g，佩兰 6g，焦山楂、焦神曲各 9g，山药 9g，延胡索 9g，秦艽 6g，金雀根 9g，海风藤 9g，络石藤 9g，寻骨风 9g，炙狗脊 9g，大枣 5 枚，甘草 3g，鹿衔草 12g，紫草 9g。共 7 贴，外用熏洗。

　　复　诊：治疗 1 周后，患者诉腰痛减轻，渐觉轻松，舌淡苔薄，脉平。

再拟上方加减。上方加羌活 12g,防风 12g,共 7 贴,外用熏洗。

三 诊:治疗 2 周后,患者诉近日汗多,背部胀痛,晨起尤甚,睡眠正常,脉软,苔黄腻。证属湿热阻络。治拟清热利湿,祛风活血止痛。方下枳壳 6g,竹茹 9g,秦艽 12g,半夏 9g,陈皮 6g,薏苡仁 12g,鸡血藤 9g,厚朴 6g,金雀根 12g,豨莶草 12g,川芎 9g,丹参 9g,海风藤 9g,寻骨风 9g,络石藤 9g,白花蛇舌草 9g,延胡索 9g,汉防己 9g,狗脊 9g,甘草 3g。共 7 贴,水煎服,每日 1 贴,分 2 次服用。

1 个月后随访,患者背部胀痛好转,无明显不适。体格检查提示腰部活动改善,后伸 20°,左右侧弯 15°,舌脉正常。

按语 强直性脊柱炎在中医属于肾痹、骨痹、瘘痹、竹节风等范畴,历代医家对本病多有论述,认为其发病不出外感、内伤两端。明朝张介宾在《类经》中言:"骨痹者,病在阴分也,真阴不足则邪气得留于其间。至虚之处,乃是留邪之所。"肾为先天之本,内寓元阴元阳,藏精、生髓、主骨、统督,今肾虚不足,阳气者不能温煦,阴精者失于濡养,故腰背既冷且痛。陈世铎在《石室秘录》中亦云:"脊背骨痛者,乃肾水衰耗,不能上润于脑,则河车之路干涩而难行,故尔作痛。"这些论述均说明强直性脊柱炎与肾的关系。而《素问·骨空论》曰:"督脉者……贯脊属肾……内侠脊抵腰中……督脉为病,脊强反折。"《难经·二十九难》曰:"督之为病,脊强而厥。"《脉经·平奇经八脉病》曰:"尺寸俱浮,直上直下,此为督脉。腰背强痛,不能俯仰……"此皆强调了强直性脊柱炎与督脉的关系,为强直性脊柱炎的辨证论治奠定了理论基础。

魏氏伤科将强直性脊柱炎称为尪痹或偻痹。本病的病因病机不外乎内因和外因两个方面,即肾虚督空、肝肾不足、脾失健运和风寒湿热等外邪乘虚而入,正虚邪恋,日久不愈,痰瘀内生,流注肌肉关节,终致筋挛骨损,脊背强直废用。

本案患者初期只是外用熏洗,可见胡大佑对于外治法的重视。本案证属脾气虚弱、湿邪阻络,应治以益气健脾、化湿通络,故用党参、白术、茯苓、山药益气健脾;薏苡仁、佩兰、金雀根、秦艽、豨莶草、海风藤、络石藤、寻骨风化湿通络；佐以川芎、丹参、延胡索活血止痛；狗脊、鹿衔草益肾通督。方中紫草用于外洗剂以增加透药性。复诊又加羌活、防风祛风湿。2周后三诊予清热利湿、祛风活血止痛之中药内服。

病案二

患　者：张某某　　　**性　别**：男　　　**年　龄**：30岁

主　诉：腰骶及两侧臀部疼痛反复发作8年余。

现病史：患者8年前无明显诱因出现腰骶及两侧臀部疼痛，伴有晨僵，时有胸闷，低热，无盗汗。3个月前曾在北京某医院就诊，经检查HLA–B27阳性，类风湿因子阴性，血沉36mm/h，抗"O"试验阴性，C反应蛋白6.8mg/L。双侧骶髂关节CT检查提示符合骶髂关节炎Ⅱ级改变。诊断为强直性脊柱炎。给予甲氨蝶呤（10mg/周），柳氮磺胺吡啶（0.5g，3次/日）等药物治疗3个月，效果不显，遂转中医治疗。诉平素腰骶及双侧臀部疼痛，双下肢酸软，全身乏力，步履不便，劳累后尤甚，遇湿热天或阴雨天痛增，痛处略有热感，活动后疼痛可减轻，口渴，小便短黄。

既往史：否认有糖尿病、心脏病、高血压等疾患史。

过敏史：否认。

体格检查：患者腰部活动受限，侧屈受限明显，双下肢"4"字试验阳性，双侧骶髂关节压痛阳性，腰部压痛阴性，双侧骶棘肌痉挛，双下肢直腿抬高试验均大于70°，双膝、踝反射对称引出，双下肢肌力及感觉无明显异常。双下肢病理征阴性。舌质偏红，舌苔黄腻，脉数。

辅助检查：CT检查提示双侧骶髂关节面部分狭窄，关节面毛糙硬化。

中医诊断：骨痹。

证候诊断：肝肾亏虚，湿热痹阻。

西医诊断：强直性脊柱炎。

治　法：补益肝肾，燥湿清热。

处　方：中药内服。党参9g，鹿茸3g，菟丝子18g，地龙9g，乌梢蛇12g，炙马钱子0.8g，川木瓜18g，忍冬藤21g，白芍21g，苍术12g，黄柏

12g，牛膝 18g，薏苡仁 30g，炙甘草 6g，煎服。

复　诊： 中药内服 1 周，腰骶及两侧臀部疼痛减轻，腰部稍感僵硬不适，遇热诸症稍缓解，上下楼梯时双膝酸软不适，小便黄，大便调。原方去马钱子，续服。

三　诊： 服上方 14 剂，腰骶及两侧臀部疼痛明显好转，腰部僵硬感消失，仍感双下肢酸软，全身乏力，劳累后尤甚，小便黄，伴口干、心烦。舌质淡，苔薄黄腻，脉沉细、略滑。证属湿热尚未尽去，肝肾之阴精易伤。转拟滋补肝肾为主，佐以燥湿清热。方下熟地黄 18g，菟丝子 18g，怀牛膝 15g，龟甲胶 12g，鹿角胶 9g，山茱萸 9g，枸杞子 15g，川木瓜 15g，炒杜仲 9g，鸡血藤 18g，牡丹皮 12g，苍术 9g，黄柏 9g，薏苡仁 18g，炙甘草 3g。

四　诊： 上方服用 2 个多月，腰骶及两侧臀部疼痛基本消失，体力增加，活动如常。复查血沉及 C 反应蛋白显示均降至正常范围。嘱患者继续口服左归丸成药以巩固疗效。

按语 强直性脊柱炎是一种慢性进行性免疫性疾病，外感六淫是本病发生的外因，即如《素问·痹论》云："风寒湿三气杂至，合而为痹也，其风气甚者为行痹，寒气甚者为痛痹，湿气甚者为着痹。"内伤者则与肾及督脉关系密切。如《素问·痹论》曰："痹在于骨则重……骨痹不已，复感于邪，内舍于肾。""肾痹者，善胀，尻以代踵，脊以代头。"《素问·逆调论》云："肾者水也，而生于骨；肾不生，则髓不能满，故寒甚至骨也……病名曰骨痹，是人当挛节也。"强直性脊柱炎以腰脊疼痛为主要表现，而督脉行于背部正中，贯脊而上，故本病实乃督脉之患。督脉属肾，为原气之所发，总督一身之阳气，为"阳脉之海"。肾为先天之本，藏精，主骨生髓，内寓元阳，肾所藏之元阳借助于督脉敷布全身。肾精充足，则督脉盈盛，骨骼坚强，邪不可侵。反之，若劳损或房劳过度，久病气血亏虚等，肾之精气不足，则督脉空虚，不能填充骨髓、濡养经络，筋骨失养，再遇风、寒、湿、热等外邪侵入，常可诱发本病。故肾精不足、督脉失养是本病发病之关键。

胡大佑治疗强直性脊柱炎立足于"精气虚而邪客"，即《杂病源流犀烛·腰脐病源流》所云："腰痛，精气虚而邪客病也……肾虚其本也。"本案患者四诊合参，辨属肝肾亏虚、湿热痹阻，故用补肾精、益督脉之方以治本，合四妙丸燥湿清热、通利筋脉以治标。三诊时腰骶疼痛明显好转，则转予滋补肝肾为主以治本，故加入枸杞子、龟甲胶、怀牛膝加强滋补肾阴之力；又加入鹿角胶、菟丝子温润之品补阳益阳，阳中求阴。诸药合用，标本同治，使湿热去、肾精充、督脉强，而诸症自愈。

病案三

患　者：钱某某　　　**性　别**：男　　　**年　龄**：28岁

主　诉：腰骶部疼痛，反复发作1年余，加重1周。

现病史：患者1年前无明显诱因下出现腰骶部疼痛，活动后症状减轻或消失，因未影响工作、生活，未予以重视。近1周前上述症状加重，并伴右膝关节肿痛，就诊本院。经检查HLA-B27阳性，类风湿因子阴性，血沉56mm/h，抗"O"试验阴性，腰椎及双侧骶髂关节X线报告无明显异常，骶髂关节间隙无变化。诉腰骶部疼痛，转侧不利；右膝关节肿痛，活动受限，阴雨天上述症状加重；体倦乏力，纳少；大便溏薄，每日1~2次；畏寒肢冷，小便调。

既往史：否认有糖尿病、心脏病、高血压等疾患史。

过敏史：否认。

体格检查：患者腰部活动受限，双下肢"4"字试验弱阳性，双侧骶髂关节压痛阴性，腰椎棘突双旁开散在压痛阳性，双侧骶棘肌痉挛，双下肢直腿抬高试验均大于70°，双膝、踝反射对称引出。右膝关节肿胀，屈伸受限，皮温略高，浮髌试验阴性，内侧副韧带压痛阳性，双下肢肌力及感觉无明显异常。病理征阴性。舌质暗淡，苔白厚腻，脉沉细。

辅助检查：X线检查提示腰椎及骶髂关节未见明显异常。

中医诊断：骨痹。

证候诊断：脾肾阳虚，寒湿痹阻，久痛入络。

西医诊断：强直性脊柱炎。

治　法：温肾强督，健脾化湿，活血通络。

处　方：中药内服。党参9g，鹿茸3g，狗脊15g，独活15g，地龙12g，乌梢蛇12g，炙马钱子0.8g，川木瓜18g，当归15g，鸡血藤18g，白芍18g，干姜15g，苍术15g，白术15g，薏苡仁30g，炙甘草6g，煎服。

复　诊：服药14剂后，腰骶部疼痛及膝关节疼痛基本消失，仅略感右侧髋关节酸痛。舌质暗淡，苔薄白腻，脉沉细。上方续服。

三　诊：继服上方7剂，腰骶部、髋关节及膝关节疼痛未发作。复查血沉显示恢复正常，HLA-B27阳性。停药，随访。

按语 强直性脊柱炎病因至今尚未完全明确，一般认为与感染、环境、遗传、自身免疫学异常等因素有关，有明显的家族史，与HLA-B27相关。本病以青年男性多发，早期可无任何临床症状，或可表现为轻度乏力、消瘦、长期或间断低热等全身症状。典型的关节病变以中轴关节，如骶髂关节及脊柱关节受累为主，首先侵犯骶髂关节，以后可上行发展至颈椎。少数患者先由颈椎或几个脊柱段同时受侵犯。早期病变处关节有炎性疼痛，伴有关节周围肌肉痉挛，有僵硬感，晨起明显。也可表现为夜间痛，经活动或口服止痛药剂可缓解。随着病情的发展，关节疼痛减轻，而各脊柱段及关节活动受限和畸形。晚期整个脊柱和下肢可变成僵硬的弓形，向前屈曲。本病虽有外周关节病变，但多数表现为下肢大关节非对称性的肿胀和疼痛，并常伴有棘突、大转子、跟腱、脊肋关节等肌腱和韧带附着点疼痛。关节外表现多为虹膜睫状体炎、心脏传导阻滞及主动脉瓣闭锁不全等。X线检查可见骶髂关节侵袭、破坏或融合，类风湿因子阴性，并且多为HLA-B27阳性。

胡大佑强调治疗强直性脊柱炎重在"补肾强督"，并应注意兼顾肝脾，此为治本之法。肝藏血，主筋，束骨利关节，肾藏精，主骨，肝肾同源，精血互为滋养。肾虚日久，水不涵木，可致肝阴亏虚，筋脉失养，不能束利关节，出现筋脉蜷屈、关节挛缩之症。脾主运化，主四肢肌肉，肾阳虚不能温煦脾土，运化无权，其一可致气血生化之源，四肢肌肉失养，而见形体消瘦、肌肉萎缩、纳差乏力等症；其二可致水湿不行，凝而成痰，聚而成饮，痰饮流注于骨骼关节，与瘀血或寒湿之邪相互凝结，痹阻经络，遂致关节僵硬、活动不利。在"补肾强督"基础上，兼顾肝脾，随感邪之不同，分别予以祛风、散寒、清热、除湿等法，病久入络者则应注意活血通络。

本案患者脾肾阳虚，肾督亏虚，腰腑失养，骨髓不充，不荣则痛；寒湿痹阻，气血失和，加之久痛入络，不通则痛，故患者腰骶部疼痛。其治疗自当温肾强督与健脾化湿兼顾。本方中鹿茸为壮元阳、益督脉、强筋骨之要药，宜从小剂量开始，以免阳升风动，或伤阴动血；党参大补元气，健脾益肾；狗脊补肾督、强腰膝，兼寓祛风胜湿之能，其与独活并用，祛风湿、强腰膝之力倍增。干姜长于温中散寒，为温补中焦之要药，其与苍术、白术相配合，温化寒湿，以绝寒湿之源；薏苡仁渗湿健脾，川木瓜化湿舒筋，两者合用，则化湿通络以止痛；乌梢蛇疏风通络，为治疗顽痹之要药，其与地龙、炙马钱子相配，通络止痛之力益增。当归与鸡血藤相伍，以养血活血通络；白芍配炙甘草，意在缓急止痛。诸药合用，则筋骨健、脉络通，而痛自止。

第十三节

股骨头坏死

病案一

患　者：林某某　　　**性　别**：男　　　**年　龄**：56 岁

主　诉：右髋部疼痛 1 年多。

现 病 史：1 年多前，无明显诱因下出现右髋部疼痛，逐渐加重，直至行走困难，需扶拐行走。曾自行服用止痛药、外用膏药等治疗，未获效果。在外院行 X 线检查提示右侧股骨头缺血性坏死。目前右髋疼痛并累及下肢，入夜及劳累后加重，行走困难，伴神疲乏力、腰膝酸软。为进一步治疗，就诊本院门诊。

既 往 史：否认有心脏病、高血压、糖尿病等疾患史。

过 敏 史：磺胺类过敏。

体格检查：右髋关节活动受限，内旋受限。髋关节无肿胀，右侧腹股沟中点压痛阳性，右下肢"4"字试验阳性，右下肢无明显短缩畸形，肢体远端血供及肌力可。舌质暗淡，有瘀斑，苔白，脉沉细无力。

辅助检查： X线检查（图3-7）提示右侧股骨头缺血性坏死。

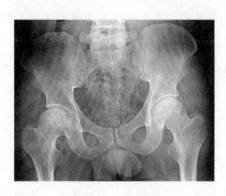

图3-7　骨盆正位片

中医诊断： 骨蚀。

证候诊断： 肝肾亏虚，气虚血瘀。

西医诊断： 股骨头缺血性坏死。

治　法： 补益肝肾，益气化瘀。

处　方： 中药内服。独活15g，桑寄生15g，杜仲12g，怀牛膝15g，鸡血藤30g，黄芪30g，当归15g，川芎12g，白芍15g，桃仁9g，红花9g，地龙12g，骨碎补12g。共7贴。嘱拄拐杖行走，减少负重。

复　诊： 治疗1周后，患者诉疼痛稍减轻，略遇寒冷，疼痛辄增。舌质暗，瘀斑改善，苔白，脉沉细无力。证属肝肾亏虚，气虚血瘀。治则益气化瘀，逐寒蠲痹止痛。前方加炙川乌（先煎）9g，共7贴。

三　诊： 上方治疗1周，疼痛好转。效不更方，上方减炙川乌再投。右髋局部外用断骨膏。

四　诊： 守上方治疗2个月，右髋疼痛基本消失，走路与常人无异，仅在劳累后疼痛稍作，神疲乏力，腰膝酸软明显好转。

按 语 股骨头缺血性坏死又称股骨头无菌性坏死。《黄帝内经》不仅有"骨蚀""骨痿""骨痹"等病名的记载，对其病机、证候等论述亦颇为详尽。

如《灵枢·刺节真邪》篇曰："虚邪之入于身也深，寒与热相搏，久留而内著，寒胜其热，则骨痛而肉枯，热胜其寒，则烂肉腐肌为脓，内伤骨为骨蚀。"《素问·痿论》篇云："足之下任身，腰脊下举，发为骨痿。""肾气热，则腰脊不举，骨枯而髓减，发为骨痿，有所远行劳倦，逢大热而渴，渴则阳气内伐，内伐则热舍于肾，肾者水藏也，今水不胜火，则骨枯而髓减，故足不任身，发为骨痿。"《素问·长刺节论》云："病在骨，骨重不可举，骨髓酸痛，寒气至，名曰骨痹。"《素问·阴阳应象大论》云："肾生骨髓。"精血津液本于气之生化，血受气取津，由精气所化生，肾受五脏六腑之精而藏之，以化髓生骨，故肾主骨生髓，其充在骨。《中藏经》曰："痹者闭也，五脏六腑感于邪气，乱于真气，闭而不仁，故曰痹也。"《脾胃论》曰："脾胃虚弱，阳气不能生长，则骨乏无力，是为骨痿，令人骨髓空虚，足不能履地也。"张景岳又云："若阴虚者纵饮之，则质不足以滋阴而性偏动火，热者愈热。若真阴耗竭，阴损及阳，则髓涸而气不行，骨内痹，其症内寒也。"此为阴阳俱虚之重症。

　　"骨痹""骨痿""骨蚀"是股骨头坏死的不同发展阶段、不同病理改变、不同证候表现的相应病名，即早期以瘀血、气血痹阻为基本病机，称为"骨痹"；而早期与晚期之间有髓减骨枯，筋骨痿软，则称为"骨痿"。脾失健运、肝血不足可引起肾精亏损，肝阴不足或肝火亢胜，均可导致肾阴亏虚，肾虚则骨失滋养，久病则成骨痿，乃至"骨蚀"。

　　股骨头缺血性坏死，出现髋关节疼痛，疼痛呈间歇性或持续性。其病多责之于气血为患。如明朝薛己《正体类要》序谓："肢体损于外，则气血伤于内，经络畅通则气血调和，濡养周身，筋骨强健。脏腑功能异常，若经络阻塞，则气血失调，濡养阻滞，肢体受损，脏腑不和而引起病变。营卫有所不贯，脏腑由之不和。"由于本案证属肝肾亏损、气血血瘀，故治疗以补益肝肾、益气化瘀之法，而取得预期疗效。方用独活寄生汤，取独活善治伏风而除久痹，且性善下行；用桑寄生、杜仲、怀牛膝以补益肝肾而强壮筋骨。合补阳还五汤以益气化瘀，通络止痛。全方攻补兼施，以补肝肾、益气血为主，缓缓收功。

病案二

患　者：楚某　　　**性　别**：男　　　**年　龄**：42岁

主　诉：双髋关节疼痛，伴活动受限3年余，加重10天。

现 病 史：患者因长期患皮肤病，口服醋酸泼尼松片等药物治疗1年余，皮肤病症状消失，渐致双髋关节疼痛。外院MRI检查诊断为股骨头坏死。建议手术治疗，患者对手术有所顾虑，拒绝，后予以消炎镇痛药物对症治疗。10天前因气温骤降而致双髋疼痛加重，行走活动明显受限，双髋疼痛如针刺状，行走需拄拐杖方可进行。遂就诊本院。患者诉近来精神倦怠，畏寒肢冷，腰膝酸软，大便溏薄。

既 往 史：否认有心脏病、高血压、糖尿病等疾患史。

过 敏 史：磺胺类过敏。

体格检查：双髋关节活动受限，内旋受限明显。髋关节无肿胀，双侧腹股沟中点压痛阳性，双下肢"4"字试验阳性。下肢无明显短缩畸形，肢体远端血供及肌力可。舌质暗淡，舌体胖有齿痕，苔白，舌下脉络紫暗粗长，脉沉迟。

辅助检查：髋关节MRI检查提示双侧股骨头负重区骨髓水肿，囊性变，左侧骨陷窝空虚，双侧股骨头缺血性坏死表现。

中医诊断：骨蚀。

证候诊断：肾阳亏虚，寒凝血瘀。

西医诊断：股骨头缺血性坏死。

治　法：温补肾阳，散寒化瘀。

处　方：中药内服。熟地黄18g，鹿角胶15g，白芥子9g，麻黄9g，干姜15g，杜仲15g，巴戟天12g，炙附子15g，桃仁12g，红花12g，川芎12g，当归15g，白芍12g，炙甘草15g。炙附子用文火先煎1小时，鹿角胶烊化兑入。嘱拄拐杖行走，减少负重。

复　诊：治疗2周后，下肢活动及畏寒感有一定改善。上方炙附子减至12g，炙甘草减至6g，继续服用。

三 诊: 服上方 3 周后,疼痛明显好转,畏寒肢冷、精神倦怠、腰膝酸软均减轻,大便调,日行 1 次。本方用药多辛温燥烈之品,故中病即止,遂改用右归丸方,以缓缓收功。方下熟地黄 15g,淫羊藿 12g,肉桂 15g,炒山药 18g,山茱萸 12g,菟丝子 18g,鹿角胶(烊化兑入)12g,枸杞子 15g,当归 15g,杜仲 12g,血竭 1g,川牛膝 15g。

四 诊: 守上方治疗 4 个月,疼痛控制,唯劳累后两髋有沉重感。X 线检查显示股骨头密度均匀,关节间隙存在。

按语 胡大佑认为本病多由肝肾亏虚、气滞血瘀、湿热浸淫、痰湿内蕴、创伤劳损以及外邪侵袭等所致。随着人们生活水平的不断提高,大量酗酒、糖皮质激素药物使用不当、交通事故频发等所致的髋关节外伤增加,均成为股骨头缺血性坏死的主要病因,尤其与肝肾精气亏虚、邪气阻滞、气血失和有关。"肝主筋,肾主骨,骨生髓",其中肾精能充髓、益骨、养筋,使筋骨强劲,筋脉和顺。若肾精不足,骨髓失充,则筋骨衰弱,生长无力。气血有滋养、运行和敷布精微之功能,气血充盈则运行有力,气至煦之,血至濡之;气血不足则运行无力,敷布失司,既不能濡煦筋骨,又可使血失其帅,而渐次成瘀,故肾虚血瘀是股骨头坏死发病的关键,贯穿于病程始终。骨髓水肿和关节腔积液多属血瘀证。肾虚导致血瘀,其留着于局部,又可加重血瘀。

本病尚有湿热"邪毒"之象,一般而言,其多由糖皮质激素的不良反应所致。湿热邪毒侵犯经络,痹阻气血,髓海瘀滞,筋骨失养,髓死骨枯,可致"骨蚀""骨痿"。其核心在于气血痹阻,髓海瘀滞。湿热内蕴与宿痰相搏,留于脉络,使血液"泣而不行""血气不至",日久而产生血瘀,亦可引发本病。若平素嗜酒亦为本病的重要原因,酒乃火热之品,最易耗伤阴血,日久阴血亏耗,不能荣骨,或血被火劫,血少而黏,血行缓慢,久而血瘀,骨失其养,日久而痿。因血瘀"不通则痛",故髋痛之痛处固定不移。血不能达于患肢,则阳气亦不至,"阳气不至则寒",故患肢发凉、怕冷、遇寒加重,舌暗淡,苔白,脉沉迟,为肾虚血瘀之象。张景岳云:"酒入中焦,必趋同类,故直走血分。血欲静,而酒动之,血欲藏而酒逐之。"长期饮酒,助湿生热,酿成痰湿,阻于经络,或燥热伤阴,伤及肝肾,而渐致骨痿。

本病总属本虚标实之证，故其治法应以补肾活血为要。由于肝主筋，肾主骨，肝肾同源，精血互生，故补肾常与补肝法同用。早期应以活血化瘀为主，晚期则以补益肝肾为要。

股骨头部位属髀枢，一旦损伤，调治尤为困难，故调气血、补肝肾为治本之法。此即《灵枢》"血和则经脉流行，营复阴阳，筋骨劲强，关节清利矣"之理。其祛邪治标之法，应针对寒湿、湿热、痰湿、瘀血等邪实之主次，而灵活运用相应治法。其中以活血化瘀法治疗本病，既具有"祛瘀生新"之效，又能使"血和则经脉流行"，从而有利于祛除死骨，死骨除则新骨生。治其本虚标实，尤其注意祛邪勿伤正，扶正勿恋邪。如湿热阻络日久，兼肝肾阴伤者，治当清热燥湿而不伤阴，滋补肝肾而不腻胃助湿。同时，必须强调卧床休息及拄拐杖行走，以减轻股骨头负重，也是治疗本病的重要原则。

本案患者糖皮质激素用药所致股骨头坏死，初期多具有湿热"邪毒"致病的特征，其久而内着，伤及肝肾，精血不足，筋骨失养，阴虚及阳，经脉失其温煦，出现髋关节疼痛，而形成本病。阳虚则寒盛，复因感寒，以致寒凝血瘀。治当温补肾阳、散寒化瘀，方选阳和汤合桃红四物汤加减。方中熟地黄、鹿角胶益肾填精，鹿角胶为血肉有情之品，更助肾阳；杜仲、巴戟天补肾阳而不燥；桃仁、红花活血化瘀；川芎行血中之气，使瘀去新生；当归、白芍养血活血通络；白芥子、麻黄、干姜温经通络止痛；附子温补元阳，并能驱寒外出以解寒凝；炙甘草调和诸药，益阴和阳。如此气血调畅，阴阳互济，而诸症悉除，顽疾向愈。

第十四节
肋间神经痛

病案一

患　者：张某某　　　性　别：女　　　年　龄：47岁

主　诉：左侧胁肋隐痛不适 3 个多月，加重 2 天。

现 病 史：患者 3 个多月前无明显诱因下出现左侧胁肋疼痛，曾按冠心病治疗乏效。2 天前适值月经期，疼痛加重，就诊本院门诊。追问病史，诉疼痛呈半环状沿肋骨分布，左胁肋隐痛绵绵不休，口干，心烦少寐，目涩眩晕，脘胀纳差，视物时有模糊，大便干结，1~2 天 1 次。

既 往 史：否认有高血压、糖尿病等疾患史。

过 敏 史：否认。

体格检查：胸廓无畸形，左侧第 6、7 肋间皮肤痛觉过敏，肋骨边缘压痛阳性，胸廓挤压试验阴性。面色萎黄，舌质红，苔少，脉细数。

辅助检查：X 线检查提示胸肋未见明显骨性异常。

中医诊断：胁痛。

证候诊断：肝肾阴血亏虚，经络失养。

西医诊断：肋间神经痛。

治　法：滋阴养血，疏肝柔肝止痛。

处　方：中药内服。生地黄 15g，当归 18g，枸杞子 15g，麦冬 12g，北沙参 12g，女贞子 18g，川楝子 15g，白芍 18g，炒枣仁 15g，炙甘草 6g。共 7 贴。

复　诊：服上方 1 周，疼痛无明显缓解，仍心烦少寐，每因失眠而痛作。舌脉同前。此乃阴亏过甚，相火上扰之象。遂于上方加知母 12g，黄柏 12g，改生地黄 18g，白芍 30g，以滋阴清热、缓急止痛。

三　诊：上方共服 2 周，疼痛发作时间缩短，间隔时间延长，心烦少寐明显好转，仍感头晕目眩，双目干涩。继以杞菊地黄丸加减，以滋补肝肾、养血明目，巩固疗效。

按 语 肋间神经痛大抵属中医学胁痛范畴。《医宗金鉴·卷八十九》曰："其两侧自腋而下，至肋骨之尽处，统名曰胁。"《说文解字》谓："腋以下谓之胁，其骨谓肋。"《黄帝内经》即明确指出胁痛主要是肝胆的病变，如《灵枢·五邪》说："邪在肝，则两胁中痛。"《景岳全书·胁痛》将胁痛分为外感与内伤两大类，并提出以内伤为主，如"胁痛之病，本属肝胆二经，以二经之脉皆循胁肋故也"。

　　胡大佑结合历代医家之学术精华，认为本病病位虽在肝胆，但与脾胃肾密切相关。尤其指出，肋间神经痛顽固难愈者，提示其病机转化较为复杂，既可由实转虚，又可由虚转实，而成虚实并见之证，既可气滞及血，又可血瘀阻气，以致气血同病。

　　《临证指南医案·肝风》云：“肝为风木之脏，因有相火内寄，体阴用阳，其性刚，主动主升，全赖肾水以涵之，血液以濡之。”妇女尤以阴血为重，经、孕、产、乳等均可耗伤阴血，易致“肝体不足”。而肝之阴柔不足，肝之刚用之性必疏泄太过，升散无制。本案患者平素月经量多，暗耗阴血，肝为藏血之脏，阴血既亏，则肝无所藏，肝体失养，气血滞涩，络痹而痛。治宜滋阴养血，疏肝柔肝以止痛。方中重用生地黄、当归、女贞子、枸杞子滋阴养血，补益肝肾，内寓滋水涵木之意；根据“夫肝之病，补用酸”的原则，方中白芍酸敛入肝养血，枣仁酸能养肝安神；北沙参、麦冬滋养肺胃，养阴生津，意在佐金平木；佐以川楝子，疏肝泄热，理气止痛，补中寓通，以顺应肝“体阴而用阳”之特性；重用白芍、炙甘草，意在酸甘化阴，缓急止痛。诸药合用，使肝体得养、肝气得舒，而诸症可解。

病案二

　　患　者：黄某　　　**性　别**：女　　　**年　龄**：35岁

　　主　诉：左胁肋部疼痛2周。

　　现病史：患者平素喜食肥甘厚味，于2周前复因恼怒后出现左侧胁肋部疼痛，自服元胡止痛片治疗，未见好转，后症状加重，遂来本院门诊就诊。患者平素自诉口苦，善太息，脘胀纳差，恶心欲呕，善急易怒，时感心中烦闷。

　　既往史：否认有高血压、糖尿病等疾患史。

　　过敏史：否认。

　　体格检查：胸廓外形无异常，胸廓挤压试验阴性。舌质红，苔薄黄腻，脉弦滑。

　　辅助检查：腹部B超检查提示肝胆胰脾未见明显异常。

　　中医诊断：胁痛。

证候诊断：肝气郁滞，肝胆湿热蕴结。

西医诊断：肋间神经痛。

治　法：疏肝理气，清利肝胆湿热。

处　方：中药内服。柴胡 12g，白芍 15g，枳壳 12g，川芎 12g，香附 9g，龙胆草 12g，黄芩 12g，泽泻 12g，车前子（包煎）12g，当归 15g，生地黄 15g，白术 15g，白蔻仁 12g，炙甘草 6g。

复　诊：服上方 1 周，疼痛大减，仍微口苦，偶心烦，纳呆，二便调。舌质淡红，苔薄黄腻，脉弦。证属湿热未尽。上方减香附、川芎，加炒麦芽 15g。

三　诊：上方服 7 剂，目前疼痛未作，心烦、口苦等症状消失，纳食基本正常，建议口服龙胆泻肝丸以巩固疗效。

按语 肋间神经痛是指一个或几个肋间部位从背部沿肋间向胸腹前壁放射，呈半环状分布的疼痛综合征。胡大佑撷取历代医家之学术精华，从病机到辨证论治，对肋间神经痛的认识颇为透彻。认为本病的病位在肝胆，肝之脉，布胁肋，贯膈，挟胃，络于胆。而肝为刚脏，主疏泄，性喜条达；主藏血，体阴而用阳。若情志不舒或抑郁，或暴怒气逆，则可致肝气郁结，气滞络痹，不通则痛，发为胁痛。肝气郁结，日久不解，每有伤脾、化火、损阴、血瘀之变。若外感湿热之邪，侵袭肝胆，或嗜食肥甘厚味，损伤脾胃，脾失健运，助湿生热，湿热蕴结于肝胆，导致肝胆疏泄不利，气机阻滞，不通则痛，而成胁痛。气行则血行，气滞则血瘀，故肝郁气滞或湿热蕴结日久，则可引起血行不畅，而致瘀血阻滞胁络，不通则痛。诚如《临证指南医案·胁痛》所说："久病在络，气血皆窒。"素体肾虚，或久病耗伤，或劳欲过度，均可使精血亏损，导致水不涵木，肝阴不足，络脉失养，不荣则痛，而成胁痛。即《金匮翼·胁痛总论》所云："肝虚者，肝阴虚也，阴虚则脉绌急，肝之脉贯膈步胁肋，阴虚血燥则经脉失养而痛。"

胡大佑诊察本病，强调要突出两个重点。一要辨病，即以胁肋呈半环状分布的疼痛特点，以及排除引起该区疼痛的内脏疾病等为主要依据而确立肋间神经痛诊断；二要追询病史，结合疼痛之特点、起病之缓急、病程之长短。

突出辨证的两个重点，即详察虚实、明辨气血。

本案患者素食肥甘，损伤脾胃，运化失司，蕴湿生热，郁结于肝胆，导致肝胆疏泄不利，复因恼怒，肝气郁滞，湿热益盛，脉络痹阻，不通则痛，而成胁痛。又有脘胀纳差，恶心欲呕，苔黄腻，脉弦滑等，均为肝经湿热内蕴之症。故治宜疏肝理气，清利肝胆湿热。遵《黄帝内经》"木郁达之"之旨，以柴胡疏肝散疏肝柔肝并举，行气活血止痛。龙胆泻肝汤为清利肝胆湿热之名方。方中龙胆草苦寒，既能上清肝胆，又能下利湿热；黄芩苦寒泻火，燥湿清热；泽泻、车前子渗湿泻热，导热下行。热蕴肝经，本易耗伤阴血，更因苦寒燥湿之品再耗其阴，故用生地黄、当归、白芍滋阴养血，使湿热去而阴血不伤。湿重脾必困，热重胃必伤，故加白术、白蔻仁与炙甘草相配合，以健脾祛湿、益气和胃。诸药合用，泻中有补，利中寓滋，祛湿不伤脾，泻火不伤胃，俾湿热分消，气血调和，而诸症得愈。

第十五节
痛风性关节炎

病案一

患　者：郭某某　　**性　别**：男　　**年　龄**：28岁

主　诉：左踝肿痛3日。

现病史：患者自诉左右踝关节反复交替肿痛2年，3日前饮酒后出现左踝关节肿痛。曾外院诊断为痛风性关节炎。因其平时患慢性胃炎，排斥消炎镇痛类药物，故转本院拟求中医中药治疗。患者形体肥胖，平素倦怠无力，不欲饮食，大便溏薄，日行2次。

既往史：否认有糖尿病、心脏病、高血压等疾患史。

过敏史：否认。

体格检查：左踝关节肿胀，皮肤温度升高，压痛明显。舌质淡略暗，边有齿痕，苔白腻，脉沉细无力。

辅助检查： 血清尿酸 730 μmol/L。

中医诊断： 痹证。

证候诊断： 脾胃气虚，浊毒入络。

西医诊断： 痛风性关节炎。

治　法： 健脾益胃，化浊解毒。

处　方： ①中药内服。党参 18g，茯苓 15g，苍术 15g，白术 15g，陈皮 12g，半夏 12g，砂仁 12g，木香 12g，黄柏 9g，薏苡仁 30g，土茯苓 18g，山慈菇 15g，川牛膝 18g，炙甘草 6g。共 7 贴。②消肿散局部外敷。

复　诊： 服上方 1 周，关节肿痛、灼痛大减，守方续进 7 贴。消肿散继续外敷。

三　诊： 继续治疗 1 周，关节处红肿热痛消失，复查血清尿酸 378 μmol/L。遂改用香砂六君子丸及四妙丸成药口服，以巩固疗效。

按语 痛风之名古已有之，元朝朱丹溪《格致余论》列痛风为专篇，云："痛风者，大率因血受热已沸腾，其后或涉水，或立湿地……寒凉外搏，热血得寒，汗浊凝滞，所以作痛，夜则痛甚，行于阳也。"不仅首次提出了"痛风"之名，而且指出了痛风的病因病机。《张氏医通》曰："痛风一证，灵枢谓之贼风，素问谓之痹，金匮名曰历节，后也更名曰白虎历节。"认为痛风即贼风、痹证、历节，并提出其病机乃"肥人肢节疼，多是风湿痰饮流注"。《医学入门》则认为"痛风"多由"血气虚劳不营养关节腠理"所致。清朝林珮琴《类证治裁》谓："痛风，痛痹之一症也。"并强调其为"寒湿郁痹阴分，久而化热攻痛"所致。《外台秘要》所谓："热毒气从脏腑中出，攻于手足，则赤热肿痛也，人五脏六腑井荣输，皆出于手足指，故此毒从内而出，攻于手足也。"高度概括了本病的病机与临床特点，为日久血脉被阻，津液凝聚，清浊相混，浊毒入络，可致关节肿大、畸形、僵硬、结节等重症。

胡大佑认为本病立法之要，发作期以祛邪为主，重在治标，兼以扶正；缓解期以扶正为主，重在治本，兼以祛邪。在祛邪方面，以化浊祛瘀、通络止痛为主，兼痰、湿、热、瘀等邪实之象者，予以化痰、祛湿、清热之法，以祛其邪，其中应重用利湿化浊之品。其证候类似行痹者，治以祛风通络为主，兼散寒除湿；类似痛痹者，治以散寒为主，祛风化湿为辅；类似着痹者，治以化浊为主，兼祛风散寒；以热痹为主者，治以清热为主，佐以祛风化浊。在扶正方面，治以调补肝肾、健脾益气为主，标本兼顾。

本病案患者形体肥胖，素体多痰湿，且久患胃疾，脾胃虚弱，无力运化水湿，日久化生浊毒，流于经络，注于关节，以致气血凝滞而成痛风。治宜健脾益肾、化浊解毒。方以六君子汤健脾益气，以燥湿为基础，加行气之木香，化湿醒脾之砂仁，其理气化湿之效更强。山慈菇化浊解毒、清热利湿；川牛膝活血利水、引药下行；苍术、黄柏燥湿解毒；土茯苓利湿排毒。诸药合用，使浊毒得清，正气得复，而诸症乃愈。

病案二

患　者：张某某　　　**性　别：**男　　　**年　龄：**61岁

主　诉：右第1跖趾关节红肿热痛反复发作3个多月，加重2天。

现 病 史：患者有糖尿病病史20年，形体略胖，平素空腹血糖水平控制在8mmol/L左右，第1跖趾关节反复红肿热痛反复发作3个多月，曾以为系糖尿病并发症，未予重视。1个月前，外院诊断为痛风发作，予消炎镇痛药物口服，略缓解。2天前，进食鱼虾后出现右第1跖趾关节肿痛明显加重，活动受限。口服消炎镇痛药物改善不明显，昼轻夜重，夜寐不能，伴倦怠乏力，时口干欲饮，纳呆胸闷，小便短赤。

既 往 史：有糖尿病病史20年，否认有心脏病、高血压等疾患史。

过 敏 史：否认。

体格检查：右第一跖趾关节局部色红，皮肤温度升高，肿胀，触之痛剧。舌质淡，舌尖红，舌体胖，苔黄腻，脉沉细、略数。

辅助检查：血清尿酸620μmol/L。

中医诊断：痹证。

证候诊断：肝肾气阴两虚，浊毒瘀血互结。

西医诊断：痛风性关节炎。

治　法：益气养阴，解毒化浊，清热通络。

处　方：①中药内服。黄芪 30g，党参 15g，怀山药 30g，山茱萸 18g，熟地黄 12g，牡丹皮 12g，茯苓 15g，泽泻 15g，黄柏 12g，苍术 15g，薏苡仁 30g，山慈菇 15g，土茯苓 15g，萆薢 18g，川牛膝 30g，赤芍 18g。共 7 贴。②消肿散局部外敷。

复　诊：服上方 1 周，疼痛明显缓解，灼热、肿胀不甚，余症亦减轻，舌脉同前。效不更方，继原方应用。继续外敷消肿散。

三　诊：治疗 2 周后，局部疼痛已消失，仍略有肿胀，轻微乏力，口干不甚，舌质暗淡，舌体稍胖，苔薄黄腻。予知柏地黄丸善后。

按语 胡大佑提倡"痛风非风"说，认为其病因多为嗜酒，或进食肥甘厚味，以致脾失健云，升降失常，助湿生热，湿热浊毒内聚；或先天禀赋不足，肾气亏虚，清浊泌别失常，浊毒内伏；或三焦气化失司，清浊相混，而为酿生浊毒之源；或外感风寒，蕴积日久，浊毒痹阻脉络而发病。脾肾亏虚为本，湿热、浊毒、瘀血痹阻为标，属本虚标实之证，以脾肾亏虚、浊毒入络为病机特点。

魏氏伤科消肿散，由芙蓉叶、赤小豆、麦硝粉研粉，用蜂蜜和水调和组成，具有活血、消肿、清热、止痛之功效。其中木芙蓉叶性凉，味微辛，具有凉血活血消肿之效。李时珍曰："木芙蓉花并叶，气平而不寒不热，味微辛而性滑涎粘，其治痈肿之功，殊有神效。或加生赤小豆末，尤妙。"黄元御《玉楸药解》认为，"木芙蓉，清利消散，善败肿毒，一切疮疡，大有捷效，涂饮俱善。"红赤豆即赤小豆，性平，味甘酸，功能利水消肿、解毒排脓。用于水肿胀满、脚气浮肿、黄疸尿赤、风湿热痹、痈肿疮毒、肠痈腹痛。伤在筋肉，必有瘀血阻络，早期易见瘀血化热，即所谓"损伤之处多有伏阳"，表现为患处红肿发热，甚或体温升高，故治疗除活血之外，应兼顾清热，如此才能迅速消肿止痛。二药虽多用于痈肿，但均有活血、消肿、清热之功，相须为用，魏氏伤科用于治疗跌打损伤，伤在筋肉，肿胀疼痛，或者红肿灼痛，跌打损伤。麦硝粉即洗面筋所沉淀粉，用作赋形剂。

本案患者罹患消渴（即糖尿病）多年，脾肾气阴皆虚，肾为水脏，司开合，为先天之本；脾主运化水湿，为后天之本。脾肾亏虚，水液不运，日久影响气血运行，浊毒、瘀血内生，郁而化热，结聚于关节、经络为患。本案为本虚标实之证，脾肾亏虚为本，浊毒瘀血为标。故治益气养阴，解毒化浊，清热通络。参芪地黄汤为六味地黄丸合党参、黄芪而成，共奏培补脾肾、益气养阴之功。苍术燥湿健脾，黄柏苦寒，清下焦湿热、解湿热疮毒，两药相合，截其源流，去除浊毒。薏苡仁甘淡微寒，既可健脾利湿，又长于祛除肌肉筋骨之湿邪；土茯苓性味甘淡平，具有解毒除湿，通利关节之用，《本草再新》谓其"祛湿热，利筋骨"；草薢分清化浊，祛风除湿，疗疮解毒；山慈菇清热解毒，化浊消肿散结。四药合用，使浊毒从尿而解。川牛膝活血通络止痛，又可引诸药下行，直达病所；赤芍化瘀止痛。诸药合用，既可培补脾肾，又可化浊解毒、清热利湿、活血止痛，而达标本兼顾之效。

第十六节
关 节 损 伤

病案一

患　者：郭某某　　　**性　别**：女　　　**年　龄**：50岁

主　诉：左肩关节疼痛2周。

现 病 史：患者2周前，抬举重物时不慎致左肩关节疼痛，持续加重。于当地医院就诊，行MRI检查提示左肱骨大结节少许骨髓水肿，左肩锁关节损伤，左侧冈上肌肌腱损伤，左侧肩峰下滑囊炎，左侧喙突下滑囊炎，左侧肱二头肌长头肌腱炎，左肩关节腔少量积液。予消炎镇痛药物口服未效。后症状加重，左肩部疼痛，迁延至前臂，日轻夜重，活动受限，需家人协助穿衣梳头。

既 往 史：否认有糖尿病、心脏病、高血压等疾患史。

过 敏 史：青霉素过敏。

体格检查：左肩关节局部略肿胀，左肩关节活动明显受限，肩前及肩锁关节压痛明显。舌质暗淡，苔薄白，脉沉弦细。

辅助检查：外院 MRI 检查提示左肱骨大结节少许骨髓水肿，左肩锁关节损伤，左侧冈上肌肌腱损伤，左侧肩峰下滑囊炎，左侧喙突下滑囊炎，左侧肱二头肌长头肌腱炎，左肩关节腔少量积液。

中医诊断：伤筋。

证候诊断：挫伤致瘀，痹阻脉络。

西医诊断：肩关节损伤。

治　法：活血化瘀，通络止痛。

处　方：①中药内服。酒炙桃仁 15g，红花 12g，当归 15g，白芍 12g，穿山甲（猪蹄甲可代替）6g，瓜蒌根 18g，酒炙大黄 6g，伸筋草 30g，羌活 9g，炙甘草 6g，加黄酒 30mL 煎服。②断骨膏外用。

复　诊：治疗 7 天后，左肩关节疼痛大减。效不更方，续原方内服，断骨膏外用。

三　诊：守上方治疗 1 周，诸症消失，肩关节活动基本正常。

按语筋、骨、皮、肉是人体的重要组织，也是外伤中的四个主要部分。筋有大筋、小筋的分别。大筋连于骨节之内，小筋络于骨肉之外，更有"十二经筋"的组织分布于全身四肢。凡跌、扑、扭、蹩、撞、击等受伤，伤处感到酸楚疼痛，甚至肿胀或瘀血凝结青紫，影响正常动作。经过四诊及摸、比检查，而未发现有骨断及脱髎的症状者，即谓之"伤筋"，同时包括一部分肌肉在内，多属于急性筋伤。

清朝沈金鳌《杂病源流犀烛》云："跌扑闪挫，卒然身受，由外及内，气血俱伤病也。"说明跌扑闪挫可引起气滞血瘀，脉络不通，筋脉拘急，疼痛乃作。复原活血汤为治疗跌打损伤，瘀血阻滞所致痛不可忍之专方。方中桃仁、红花活血祛瘀，消肿止痛；穿山甲（猪蹄甲）破瘀通络，消肿散结；当归、白芍补血活血；瓜蒌根"续绝伤""消扑损瘀血"，擅长入血分，助诸药消瘀散结；酒炙大黄荡涤凝瘀败血，推陈致新；甘草缓急止痛，调和诸药；加入伸筋草、羌活，以通经活络，引药上行；大黄、桃仁酒炙，加黄酒煎服，乃增强活血通络之意。诸药配伍，活中寓养，活血破瘀而不伤正，俾瘀祛新生，气行络通，而疼痛自平。

病案二

患　者：沈某　　　性　别：女　　　年　龄：64 岁

主　诉：右踝外伤后疼痛肿胀半年余。

现 病 史：患者于半年前曾因扭伤而致右外踝撕脱性骨折。当时予石膏外固定 1 个半月。拆除石膏后行走即觉踝关节疼痛，活动不利，行走有跛行。曾就诊外院，外贴膏药治疗，疗效欠佳。直到现在，疼痛等症状未能缓解。

既 往 史：否认有心脏病、糖尿病、高血压等疾患史。

过 敏 史：否认。

体格检查：右足踝外形可，踝关节背伸和屈曲活动均有受限。外踝尖无明显压痛，外踝下方跟骨侧面压痛。足趾活动可，皮肤感觉无异常。舌红，苔薄，脉细。

辅助检查：X 线检查提示右外踝撕脱后征象。

中医诊断：痹证。

证候诊断：局部气滞血瘀。

西医诊断：踝关节损伤。

治　法：活血消肿止痛（手法配合中药外用）。

处　方：①手法治疗，每周 2 次。②外用踝关节洗方，方下伸筋草 15g，老鹳草 15g，川牛膝 12g，海桐皮 15g，桑寄生 12g，川木瓜 9g，川羌活 12g，当归 12g，泽兰 15g，山慈菇 15g，乳香、没药各 12g。共 14 贴。

复　诊：治疗 2 周，患者诉踝关节局部疼痛感觉好转，局部无明显肿胀，关节活动仍受限。继续首方治疗，外用踝关节洗方。

三　诊：治疗 1 个月后，患者主诉行走时踝关节疼痛明显缓解，行走无跛行，踝关节周围无明显压痛，关节活动较前明显改善。继续手法治疗，踝关节洗方加红花 9g，同时予以断骨膏外用。某些原因导致手法治疗暂停，继续踝关节洗方及断骨膏外用，至 4 个月后随访患者。踝关节活动明显缓解。

按语 伤筋又称筋伤,是指因各种外伤暴力或慢性劳损等所造成的筋膜、肌腱、韧带、关节囊、腱鞘、软骨等软组织损伤。

《黄帝内经》中提到"筋为刚""诸筋者,皆属于节"。筋的主要功能为联系诸骨,构成关节,络缀形体及主司关节运动。外来暴力损伤或遭受风寒湿等外邪侵袭及慢性劳损常可出现疼痛、肿胀、活动受限或畸形等筋伤表现。《黄帝内经》曰"肝主身之筋膜""食入于胃,散精于肝,淫气于筋"。说明筋的正常生理功能与脾胃收纳运化及肝的正常营养输布密切相关。肝主筋,肝气虚弱,不能养筋则筋痿弱无力;筋与骨又密切相连,肾主骨,筋骨乃肝肾的外合,肝肾同源,肝血充盈,肾精充足,筋脉合顺,则筋劲骨强。病理状态下的伤筋未必伤骨,而骨伤往往伴有筋伤。

魏氏伤科治疗踝关节损伤注重手法治疗。手法能够松解粘连,消除痛点和肿胀,促进功能恢复。胡大佑实施踝部手法步骤为:①医者一手握住患者足踝部,一手握住患者足背,将足踝放在极度内翻位,然后用拇指徐徐推按患处来回数次,使瘀血消散;②将足放在正中位,使关节背伸至极限位;③当极限背伸位后,一手仍托伤踝,另一手握住趾跖部,突然用力使踝关节跖屈,向下一拉,有时可听到"咔哒"响声;④一手固定踝部,另一手握住足背,左右环转摇动。

很多踝关节损伤未能及时治疗,或踝部骨折固定日久,未能及时康复,均可致使损伤部位始终肿胀疼痛,瘀结粘连。而魏氏伤科踝部手法可消退血肿,正骨理筋,减轻疼痛,改善足踝部功能。

病案三

患 者:黄某某　　　**性 别**:女　　　**年 龄**:52岁

主 诉:左踝扭伤活动不利3个多月。

现 病 史:患者3个多月前扭伤左踝,导致左踝外侧肿胀、疼痛,行走活动不利。至外院就诊,X片检查未见骨折,诊断为外踝韧带损伤,予膏药外用治疗。经休息、制动后自觉疼痛减轻。自觉行走活动受限明显,步态跛行,左踝乏力,不能承重。晨起肿胀减轻,夜间足背肿胀。为进一步康复治疗,至本院就诊。

既 往 史：否认有心脏病、高血压、糖尿病等疾患史。

过 敏 史：否认。

体格检查：左踝轻微肿胀，皮肤温度稍高，左外踝关节间隙压痛，踝关节背伸 80°，跖屈 110°。内翻试验阳性，外翻试验阴性，跟骨叩击痛阴性。左足单足站立试验阳性。舌质淡，苔薄白，脉偏细。

辅助检查：血常规、C 反应蛋白、血沉均正常。X 线检查提示左踝未见明显骨质异常。

中医诊断：左踝伤筋。

证候诊断：气血凝滞。

西医诊断：左踝陈旧性损伤。

治 法：舒筋、活血、止痛。

处 方：①外用消肿散，共 3 贴。②手法治疗。首先摇动踝关节，左内翻、外翻、跖屈、背伸，动作轻柔；其次患者卧位，一手扶持踝部，另一手握着足部，将足踝放在极度内翻位，足背固定不动，拇指徐徐按住患处数次，通常推压痛点最剧烈处，使肿胀散开；然后将足部放在正中位，勿使内翻或者外翻，使踝关节背屈至极度位；最后背屈至极限位时，一手托伤处，另一手握跖足，突然用力做踝关节跖屈，向下一拉，可有"咔哒"声。③口服伸筋活血汤。

复 诊：治疗 1 周，患者诉左踝肿胀消退，活动有所改善。外用四肢洗方，手法治疗 1 次，随访。鼓励患者正常行走。

三 诊：治疗 2 周后，患者诉踝关节肿胀消退，疼痛缓解，步态正常。四肢洗方续用。

按语 踝关节扭伤是最常见的关节损伤，一般会导致踝关节侧副韧带的损伤，踝关节内侧有三角韧带，外侧有距腓前韧带、距腓后韧带、跟腓韧带。胡大佑认为本案患者为踝关节陈旧性损伤，受伤当时未用冰敷等正确处理，导致毛细血管破裂出血加重，肿胀明显，使恢复期延长。先予消肿散局部脱水消肿，后用四肢洗方，起到活血化瘀止痛之效果。对踝关节扭伤予手法治疗，手法的主要作用在于通过手法纠正扭伤后发生的"筋出槽"，恢复骨关节的正常对应关系。手法的动作要点：先开始轻柔地摇动踝关节，然后用快速的手法将关节超限地拉伸，通过突然拉伸，纠正踝关节粘连。手法与导引相结合是胡大佑治伤的特色。主动活动与被动活动结合，以恢复关节的正常功能。

第十七节
风湿性关节炎

病案一

患　者：梁某　　**性　别**：男　　**年　龄**：40岁

主　诉：双膝关节疼痛8年，加重1个月。

现 病 史：患者8年前不明原因，四肢关节疼痛、肿胀，时发时止，自行服用止痛药物，略有好转，始终不愈。经当地医院诊断为风湿性关节炎，予以激素中药（药名不详）等治疗，病情仍缠绵难愈。近1个月来，随着气候转冷，双膝关节疼痛加重，痛处肿大僵硬，固定不移，关节屈伸不利，步履困难，得热痛减，遇寒痛甚。平素畏寒，腰膝酸软，大便时溏。就诊本院门诊。

既 往 史：无特殊疾患史。

过 敏 史：否认。

体格检查：双膝关节肿大，内外侧间隙均压痛，浮髌试验阴性，皮肤温度高于正常。舌质暗淡，有瘀斑、瘀点，舌苔白腻，脉沉细。

辅助检查：暂缺。

中医诊断：痹证。

证候诊断：脾肾阳虚，风寒伏络，痰瘀互结。

西医诊断：风湿性关节炎。

治　法：温阳散寒，搜风蠲痰，化瘀通络。

处　方：①中药内服。土鳖虫 9g，贝母 12g，僵蚕 12g，炙附子 12g，干姜 15g，炙川乌 9g，炙马钱子 0.6g，白术 15g，苍术 15g，炙天南星 12g，蜈蚣 2 条，当归 15g，乳香 12g，没药 12g，鸡血藤 30g，炙甘草 12g，川乌和附子先煎 1 小时，纳入余下药物同煎。②消肿散局部外用。

复　诊：治疗 7 天后，膝关节疼痛明显减轻，上方停用马钱子，续服 7 剂。

三　诊：续上方调整治疗 1 周，膝关节疼痛未作，已能行走，但关节屈伸仍不利，畏寒，腰膝酸软，大便溏薄，日行 1 次。此乃沉寒痼冷凝结之势得缓，而脾肾之阳虚尚未复常。治此仍当守方守法，但转以扶正为主，用药宜缓不宜峻。方下黄芪 25g，白术 15g，苍术 12g，炙附子 9g，杜仲 9g，干姜 12g，土鳖虫 6g，贝母 12g，僵蚕 12g，炙南星 9g，蜈蚣 1 条，当归 15g，川牛膝 18g，鸡血藤 30g，炙甘草 6g。煎法如前。

四　诊：守上方治疗 1 月，膝关节肿大、僵硬明显好转，畏寒、腰膝酸软、大便溏薄均明显改善，已能从事轻体力劳动。

按语 风湿性关节炎是一种常见的急性或慢性结缔组织炎症，属变态反应性疾病，是风湿热的主要表现之一。风湿性关节炎的病因尚未完全明了，目前认为与人体溶血性链球菌感染密切相关，与病毒感染也有一定关系。本病多见于儿童及青年，以急性发热及关节疼痛起病，典型表现是轻度或中度发热，游走性多关节炎，主要侵犯大关节，如膝、踝、肩、肘、腕等关节，往往一处关节炎症消退，另处关节起病。关节红肿热痛，部分患者可有几个关节同时发病，不典型的患者仅有关节疼痛，而无其他炎症表现。急性炎症一般于 2~4 周消退，不留后遗症，但经常反复发作，X 线关节摄片提示骨质无异常，血清类风湿因子阴性，抗链球菌溶血素、抗链激酶、抗透明质酸酶阳性。若风湿活动影响心脏，则可并发心肌炎，甚至遗留心脏瓣膜病变。

本病属于中医学痹证的范畴，根据感邪的不同，又有风寒湿痹、风热湿痹等名称。本病发病初期感受风寒湿或风湿热邪，病程较短，正伤不著，故以邪实为主。病程久延，则风寒湿热之邪，势必伤及肝肾阴阳气血，而呈虚实夹杂之候。然而本虚易于感邪而致标实，标实又可加重本虚，进一步损伤阴阳气血，故虚实之间常互为因果，而使病情加重。

　　胡大佑辨析风湿性关节炎反复发作的病机特点，不囿于《素问·痹论》"风寒湿三气杂至，合而为痹"之论，认为《伏邪新书》所提出的"伏邪"概念，与本病反复发作、病程缠绵等发病特点甚为契合，并谓之"伏邪痹病"。风湿性关节炎多在禀赋不足，或劳累过度，损及脏腑气血阴阳，特别是肝肾虚损等正虚的基础上，感受外邪而致病。肝藏血主筋，统司筋骨关节，肾内寄元阴元阳，藏精生髓，主骨，且肝肾同源，精血互生，而肝血的化生有赖于肾的气化，故痹证脏腑之虚的重点在于肝肾，以肾虚为主，肾气亏虚常为痹证发病的关键。风、寒、湿三气只是病情反复发作、加重的诱因。正如《素问·痹论》所说："亦各以其时，重感于风寒之气也。""重感"绝非首次感邪，既有反复多次感邪之意，更有伏邪于里，"留而未发"之意。

　　本案患者，膝关节疼痛 8 年，既有入冬痛重、痛处肿大和僵硬之标实，又有畏寒、腰膝酸软、大便溏薄之本虚。脾肾阳虚愈甚，则沉寒痼冷与痰瘀互结，遂成沉疴。法当温补脾肾之阳治其本，搜风散寒，蠲痹化瘀治其标。本方在温肾散寒的基础上，加土鳖虫、僵蚕之虫蚁搜剔，以蠲痹化瘀，配贝母以加强化痰散结之效。其中土鳖虫咸寒，入肝经，功擅散瘀止痛；僵蚕味咸，能软坚散结，又可化痰通络；贝母散结消肿，善治痰核，其与天南星相配，软坚散结之力益彰。疼痛消失后，则转予温补脾肾为主，辅以搜风散寒、蠲痹化瘀，而收全功。

病案二

　　患　者：李某某　　　**性　别**：女　　　**年　龄**：39 岁

　　主　诉：腕关节、指间关节肿痛 3 年余。

　　现病史：患者 3 年多前出现双手腕关节、指间关节肿痛，双膝、踝关节疼痛不适，晨僵明显，影响肢体活动，外院查血沉升高，C 反应蛋白升高，类风湿因子阴性，诊断为风湿性关节炎，予醋酸泼尼松片等药物治疗近 3 个月（用量不详），关节肿痛有所减轻，但药物减量后复发。平素遇寒疼痛加剧，得温则痛缓，畏寒肢冷，胃纳差，神疲乏力，二便无异常。为进一步治疗，近日就诊本院。

既 往 史：无特殊疾患史。

过 敏 史：否认。

体格检查：双膝、踝、腕关节肿大，多个指间关节肿胀，肿痛关节皮色如常，压痛阳性。舌质暗淡，苔白腻微黄，脉沉细滑。

辅助检查：血沉 56mm/h，类风湿因子阴性，C 反应蛋白 18mg/L。

中医诊断：痹证。

证候诊断：脾肾阳虚，邪伏脉络，瘀血痹阻。

西医诊断：风湿性关节炎。

治 法：温补脾肾，宣痹通络。

处 方：中药内服。炙附子 18g，桂枝 15g，知母 12g，炙川乌 12g，炙马钱子 0.6g，白术 15g，苍术 15g，炙天南星 12g，炒露蜂房 12g，蜈蚣 2 条当归 15g，乳香 12g，没药 12g，鸡血藤 30g，炙甘草 18g。川乌和附子先煎 1 小时，后纳入余下药物同煎 30 分钟。炙马钱子研末，分 3 次冲服。连服 7 天后停用。

复 诊：治疗 7 天后，关节疼痛减轻，晨僵有所好转，精神状态改善，舌脉同前。效不更方，唯停用马钱子。

三 诊：续上方治疗 1 周，指、腕、踝、膝关节疼痛大减，肿胀消退，晨僵已不明显。舌质略暗淡，苔薄白腻，脉沉细。上方附子减至 12g，桂枝减至 12g，炙甘草减至 12g。

四 诊：上方继服 7 天，患者关节肿痛消退，活动基本正常。血沉 16mm/h，C 反应蛋白正常。嘱患者注意生活调摄，避受风寒，适当服用当归生姜羊肉汤，以善其后。

按语 风湿性关节炎以病程较长，反复发作，甚至骨节肿痛、僵直变形为特点，由于其病变主要在骨，骨又为肾所主，与肾阳虚有密切关系，故治宜温肾散寒、搜风祛湿、宣痹通络为法。温肾即所谓"阳气并则阴凝散"，张仲景治痹诸方，多不离温肾散寒的附子、桂枝之类，对顽痹转化为热痹者，仍寒温并用，温散之药不可尽弃，以防寒凝之弊。由于痹久湿必伏，湿性重着、黏腻难除，容易凝聚成痰，衍生痼疾，故还当重视健脾祛湿，即所谓"土强可以胜湿，而气足自无顽麻也"。若"久病入络"，痰瘀阻滞者，则用虫类搜剔，以化瘀通络。

胡大佑尤其强调，治疗伏邪痹病的捷途重在因势利导，疏达外透，应依据"取太阳为少阴出路"之说，即使太阳证不显，亦应在扶正的基础上，加桂枝等以疏达太阳经脉，使邪外透。同时宜重视养血活血，即所谓"治风先治血，血行风自灭"。

关于有毒药物治疗顽痹疼痛，如川乌、马钱子、雷公藤等药物，治疗多有显效，但因其有一定毒性，故用法要得当。一般要注意以下几点：一是必须炮制，如雷公藤须去皮，一般不入煎，若入煎剂要先煎 1 小时；川乌、草乌宜先制用，如无效再生用，但生用者必须久煎 1 小时以上。二是严格用量，药量应根据病情、体质而定，一般应由小剂量递增，如制川乌常用剂量为 5g~12g；制马钱子一般不入煎剂，散剂每日常规用量为 0.3g，也有大剂量用至 0.9g 者，但应慎重；雷公藤每日用量通常不超过 25g。三是防止中毒，可加甘草同煎。四是注意药后反应，如出现唇舌发麻、眩晕、心悸、恶心、脉迟有歇止者，为中毒反应，应立即停止用药，并用绿豆甘草汤频饮，无效或病情危重者，按药物中毒急救处理。

本案病例患痹证逾时 3 年，关节肿痛，皮色如常，遇寒痛剧，得温痛缓与畏寒肢冷、神疲倦怠、脘闷纳差等症并见，系脾肾阳虚，骨节失养，伏邪留于关节，复感受外邪，内外相合，痹阻气血而发肿痛。脾肾阳虚为本，伏邪与瘀血互结为标。其面胖而光亮，苔白腻而微黄，脉沉细而滑，应属长期运用糖皮质激素所致酷似"湿热"之副作用，非病机之主流。因其证属虚实夹杂，寒热互见，用疏风、散寒、燥湿等常法治之，则难以奏效。胡大佑用该方一则温补脾肾以固本，二则蠲痹通络以治标。其中桂枝以疏达太阳经脉，使邪外透。所加之炒露蜂房体轻窜散，可内可外，不仅取其益肾温阳之功，且长于宣痹止痛；加知母以清热通络，兼炙川乌、附子诸药之温燥。患者久病缠绵，故坚持守方守法治疗，而收全功。

第十八节
类风湿关节炎

病案一

患　者：刘某某　　　**性　别：**男　　　**年　龄：**61岁

主　诉：手指、腕关节肿痛3年余。

现 病 史：患者工作环境长期潮湿，3年前出现手指及腕关节疼痛。开始痛处游走，久而手指关节肿痛，僵硬变形。外院诊断为类风湿关节炎，多方治疗未效遂。逐渐出现多个手指关节肿大畸形。有晨僵，形体消瘦，身重乏力，自汗畏风。

既 往 史：有高血压病史多年。

过 敏 史：否认。

体格检查：患者多个指间关节肿大畸形，关节活动受限，皮肤温度正常。舌质淡而紫暗，苔薄白腻，脉沉缓。

辅助检查：类风湿因子566IU/mL，血沉119mm/h，C反应蛋白133mg/L。

中医诊断：痹证。

证候诊断：脾肺气虚，湿瘀互结，闭阻经络。

西医诊断：类风湿关节炎。

治　法：补益脾肺，祛风除湿，化瘀通络。

处　方：中药内服。黄芪30g，木防己15g，白术15g，茯苓15g，泽泻12g，当归18g，川芎15g，蚕砂12g，桂枝15g，白芍12g，乌梢蛇12g，鸡血藤30g，炙甘草6g。

复　诊：内服治疗14天后，手指、腕关节肿胀，疼痛减轻。晨僵亦缓解，身重乏力，自汗畏风消失。效不更方，继予原方治之。

三　诊：续上法治疗共1个月，关节疼痛已除，手指关节晨僵消失，关节肿胀明显好转，畸形仍存。遂改用痹祺胶囊以巩固。

　　按语 类风湿关节炎是一种病因未明的，以炎性滑膜炎为主的慢性自身免疫性疾病。其特征是对称性，肘、腕、掌指、近端指间、膝、踝和跖趾关节大于 3 个关节的炎症，可以导致关节畸形及功能丧失。晨僵时间大于 30 分钟。类风湿因子阳性，抗 CCP 环瓜氨酸肽抗体阳性。经常伴有关节外器官受累。本病大抵属于中医学痹证、尪痹之范畴。

　　《黄帝内经》认为"风寒湿三气杂至，合而为痹"，并按病因不同而将痹证分为痛痹、行痹、着痹、热痹四种类型。东汉张仲景所述的"历节病"与类风湿关节炎颇为相似，并总结历节病具有特异性临床综合征和体征，如"身体羸瘦，脚肿如脱，头眩短气，温温欲吐……""历节病不可屈伸、疼痛……"，创制乌头汤、桂枝芍药知母汤、桂枝白虎汤加减，分别治疗寒痹、热痹，沿用至今。唐朝医家孙思邈在《备急千金要方》与《千金翼方》中提出"风毒"的概念，并描述了"骨历蹉跌"的证候特征。至金元时期，《丹溪心法·痛风》专立"痛风"门，首次记载了类似风湿性结节的描写，提出"血虚受热"论，认为"肢节肿痛，脉涩数者，此是瘀血"。刘完素以"阳多阴少"论热痹，从而打破了宋朝以前从寒湿论治，温散一法独秀的局面。明朝王肯堂认识到历节病初起疼痛游走不定，日久则痛剧如"虎咬"，将历节病归于行痹，痛风白虎（历节）之类，同时对关节症状也进行了详细描写，膝关节肿大者称为"鹤膝风"，手指关节肿大者命名为"骨骶风"，此与类风湿关节炎的症状颇为一致。清朝何其伟《医学妙谛·痹症》提出"正虚痰湿浊血凝涩脉络"的病机观，在治疗上力主"祛邪先养正""畅达气血，通经脉"。这一治疗思维对后世影响颇大。王清任认为，瘀血为痹证的重要致病因素。叶天士在《临证指南医案》中提出"久病入络"之说，提示了本病久病致瘀的病理演变过程。

　　本案患者因久居湿地，兼脾肺气虚，卫外不固，湿邪乘而袭之，日久阻碍营卫运行，瘀血内生，以致湿瘀互结，痹阻经络，留滞筋骨，故关节肿胀疼痛难愈，进而损伤骨骼，则关节畸形。遵《金匮要略·痉湿暍病脉证并治》"风湿，脉浮身重，汗出恶风者，防己黄芪汤主之"之训，故以防己黄芪汤为主方。胡大佑强调，本案患者虽无脉浮之象，但又不可拘泥于脉浮，只要具备风寒表虚证的证候与病机特点，仍当用该方治疗之。防己黄芪汤益气固表而不恋邪，祛风除湿而不伤正，使风湿俱去，则表虚得固。方中用木防己，取其味苦辛，偏于祛风而走外，祛风胜湿以止痛，其与汉防己之味苦，偏于利湿走里，重在利小便以消肿有所不同；加桂枝、白芍，既能祛风胜湿，又能调和营卫；乌梢蛇外达皮肤、内通经络，透骨搜风；合当归、芍药散以健脾利湿，活血化瘀；加鸡血藤以增强活血化瘀，通络止痛之功；蚕砂性味甘温，燥湿、祛风、和胃化浊、活血定痛之功兼备，长于舒筋活络，治湿痹拘挛疼痛。诸药相伍，益气固表与健脾理中并用以扶正，兼顾祛风除湿与化瘀通络，以祛邪，俾风湿、瘀血俱除，而肿痛自止。

病案二

患　者：王某某　　　**性　别**：女　　　**年　龄**：37岁

主　诉：全身多关节肿痛、间断发热6年，双手关节肿大畸形3年余。

现　病　史：患者6年前"感冒"后，左手掌指关节及近端指间关节、足趾关节肿痛，间断低热，1个月内波及全身多关节肿痛，以指、趾小关节为主，当地医院诊断为类风湿关节炎。给予醋酸泼尼松、中药间断治疗数年，病情时轻时重，逐渐出现双手指关节畸形，左手明显。近日就诊本院门诊。患者诉平日体倦乏力，腰膝酸软，失眠多梦，脘胀纳差，动则汗出。

既　往　史：有慢性胃炎病史。

过　敏　史：否认。

体格检查：患者满月脸面容，库欣综合征明显，双手掌近节指间关节、双足足趾关节、踝关节、膝关节均不同程度的肿胀，活动受限，关节压痛明显。舌质暗淡，苔薄白腻微黄，脉弦细弱。

辅助检查：类风湿因子771IU/mL，血沉50mm/h。

中医诊断：痹证。

证候诊断：肝肾精气亏虚，湿瘀痹阻脉络。

西医诊断：类风湿关节炎。

治　法： 滋养肝肾，活血祛瘀，化湿通络。

处　方： 中药内服。独活15g，桑寄生30g，熟地黄18g，怀牛膝18g，杜仲15g，炙川乌（先煎）6g，细辛3g，白术15g，茯苓15g，泽泻12g，当归18g，川芎15g，白芍18g，炙甘草6g。

复　诊： 内服上方治疗14天后，关节疼痛，体倦乏力症状减轻，失眠多梦如故。上方加炒枣仁15g，枸杞子18g，以增益精养心之效。

三　诊： 中药治疗共1个月，关节疼痛，体倦乏力，失眠多梦明显好转，关节漫肿依然。上方去炙川乌。

继服上方1个月后随访，关节肿痛尽消，后予痹通洗方外洗，以巩固疗效。

按语 胡大佑根据类风湿关节炎顽固难愈、病位深、病程长、反复发作，并且多有程度不同的关节畸形的临床特点，认为其病机比一般的风寒湿痹更为复杂，其中正虚邪实是关键。正虚者多为肝脾肾亏虚。肾藏精主骨，肝藏血主筋，脾为气血生化之源，主肌肉四肢，肝、脾、肾三脏亏损，则筋骨、关节、肌肉失于濡养，而致关节拘急掣痛，屈伸不利，甚者可致肌萎、筋缩、骨损、关节畸形僵硬、行动艰难等严重功能障碍。邪实者，发病之初，多在脾肺气虚、腠理不密、卫外不固的基础上，以致风、寒、湿等邪乘而袭之，流注经络、筋骨，阻滞气血运行而发病。而病程日久则与痰、瘀相关。痰由脾虚失运而生，脾主肌肉，运化水湿，脾虚则聚湿生痰，湿痰互结，肆虐作祟，流注肌肉、经脉，可见关节肿大；瘀者乃由病情缠绵难愈，风寒湿反复侵袭，久病入络，深入经髓，或痰滞经络，血行不利而成，瘀阻经络，或痰瘀互结，形成骨节僵硬肿胀、畸形，日久难以复原。

胡大佑指出，本病初期病位在肢体皮肉，以邪实为主；病程较长者病位在筋骨脏腑，痰瘀内生，相互交结，痹阻经络，流注筋骨、关节、肌肉等，出现关节肿大变形、疼痛剧烈、僵硬等。因此，治疗本病应遵守"初病在经治气，久病入络治血，末期损骨治肾"的原则，用疏风散寒除湿、活血化瘀祛痰、补肾益肾壮骨等方法。对这些治法的具体应用，要权衡标本虚实的主次，或一法独进，或数法合施。本病虽然总属本虚标实，但在本虚之始，应以补气养血为主，随着病程的延长，正虚日甚，重在补肾强督。同时祛邪勿忘扶正，补虚则兼顾祛邪，从而标本兼顾。

本案患者关节痛日久，体倦乏力，腰膝酸软，失眠多梦，系肝肾精气亏虚之证；久痛不愈、关节漫肿与舌质暗淡并见，乃湿瘀互结之象；动则汗出，满月脸，非病机之主流。其证属正虚邪实，治宜扶正与祛邪兼顾。独活寄生汤为治疗久痹而肝肾两虚、气血不足之良方，寓祛风湿、止痹痛、益肝肾、补气血于一炉；合当归芍药散以健脾利湿、活血化瘀。两方相合，标本兼治，使精气互化，湿瘀得除，而肿痛自愈。

第十九节
骨质疏松症

病案一

患　者：朱某某　　　**性　别**：女　　　**年　龄**：72 岁

主　诉：腰背酸痛，伴眩晕失眠 1 个多月。

现 病 史：患者自述素患高血压病，经常眩晕失眠，1 个多月前于活动时不慎扭伤腰部，致腰背部酸痛，未予重视，以致疼痛日甚，转侧不利，遂来本院就诊。平素五心烦热，夜寐不安，溺黄便干。

既 往 史：有高血压病史多年，血压控制不佳。

过 敏 史：否认。

体格检查：脊柱侧弯，轻度圆背畸形，双侧骶棘肌痉挛，下胸椎及腰椎棘上叩痛阳性。舌质红，少苔，苔薄黄，脉细弦数。

辅助检查：DEXA 骨密度测量显示 L1~L4 的 T 值为 –3.4。

中医诊断：骨痹。

证候诊断：肝肾阴虚，水不涵木，肝阳上亢。

西医诊断：骨质疏松症。

治　法：滋水涵木，平肝熄风。

处　方：中药内服。熟地黄 18g，枸杞子 18g，菟丝子 18g，龟甲胶（烊化）12g，鹿角胶（烊化）12g，山茱萸 15g，杜仲 9g，怀牛膝 15g，天麻12g，钩藤（后下）12g，生石决明（先煎）21g，益母草 15g，桑寄生 30g，夜交藤 18g，朱茯神 15g，甘草 6g。

复　诊：服上方 2 周，腰背部酸痛、眩晕耳鸣、夜寐不安皆明显好转。原方继续服用。

三　诊：再服上方 14 剂，诸症悉除，血压 120/75mmHg。嘱其继续服用左归丸，以巩固疗效。

按语 原发性骨质疏松症早在《黄帝内经》中有相关记载，如《素问·痿论》曰："肾者水脏也，今水不胜火，则骨枯而髓虚，骨足不任身，发为骨痿。"《素问·长刺节论》曰："病在骨，骨重不可举，骨髓酸痛，寒气至，名曰骨痹。"认为骨痹的发病根源在于肾。而《素问·上古天真论》云"肝气衰，筋不能动。"《素问·太阴阳明论》之"今脾病不能为胃行其津液，四肢不得禀水谷气，气日以衰，脉道不利，筋骨肌肉，皆无气以生，故不用焉"等论述，则强调了骨质疏松症与肝脾之关系。后历代医家均围绕肾、肝、脾来论治本病。

胡大佑认为，原发性骨质疏松症的病位在骨骼，其成因不外两方面因素：一为肾虚，二为血瘀。骨髓的生长荣枯依赖于肾精的充盈，肾精充足则骨髓生化有源，骨骼得以滋养而强健有力；肾精亏虚则骨髓生化无源，骨骼失养而痿弱无力。若血液瘀滞，经脉不畅，水谷精微得不到布散，不仅脏腑因濡养不足而衰弱，骨髓也因此不得充润而致空虚。胡大佑强调，此血瘀当责之于肾虚。《难经》云："肾者，原气之所系。"肾精所化之气是人体脏腑功能的原动力，肾中精气不足，则脏腑气血化生乏源，气虚则血运无力，渐可致瘀；肾阳虚不能温煦和推动血脉，则血液运行不畅。

综上所述，肾虚血瘀是原发性骨质疏松症的病机关键，其中以肾虚为本，瘀血为标。治疗当以补肾填精益髓为要，注重血肉有情之品，辅以活血化瘀通络。唯肾虚有阴虚、阳虚、阴阳两虚之不同，临证当详察，分而治之。

本案患者之腰部酸痛、眩晕耳鸣皆以肝肾阴虚、精髓亏损为本。肾藏精，主骨生髓，肾阴亏损，精髓不充，封藏失职，诸症由生。故其治疗用左归丸为主，滋水涵木以治本，方中重用熟地黄、山茱萸滋肾养肝，大补真阴；枸杞子补肾益精，养肝明目；龟甲胶、鹿角胶二胶，为血肉有情之品，峻补精髓，龟甲胶偏于补阴，鹿角胶偏于补阳，在补阴之中配伍补阳药，取"阳中求阴"之义；菟丝子、怀牛膝益肝肾，强腰膝，健筋骨；天麻、钩藤、石决明平肝熄风；杜仲、桑寄生补益肝肾；夜交藤、朱茯神养心安神；益母草活血利水。诸药合用，共奏滋阴补肾、填精益髓、平肝熄风之效。

病案二

患　者： 王某某　　　　**性　别：** 女　　　　**年　龄：** 80岁

主　诉： 腰背部酸痛不适1个多月。

现 病 史： 患者诉平时常有腰背部酸痛、夜间下肢抽筋症状。曾至外院就诊，给予腰椎 X 线检查提示 T12（第12腰椎）轻度楔形变。骨密度检查提示 T 值为 -2.6（腰、髋）。诊断为陈旧性胸椎骨折、骨质疏松症。给予口服钙剂、阿仑膦酸钠片治疗骨质疏松症，患者自觉腰背痛有所改善。1个多月前患者感腰背部酸痛加重，伴肩部、膝部疼痛，行走活动加重，下肢无放射痛。患者还诉身体乏力，腰膝酸软，肢体怕冷喜暖，时有眩晕，下肢夜间抽搐伴疼痛。口服布洛芬缓释胶囊后感胃纳不适，腰背部外用膏药后症状未见缓解。伴夜寐不安，自汗，无盗汗，大便3日一解，无腹胀。为进一步治疗，至胡大佑门诊就诊。患者就诊时形体消瘦，扶腰入诊室，步行缓慢。

既 往 史： 有心脏病病史，否认高血压、糖尿病等疾患史。

过 敏 史： 否认。

体格检查： 脊柱胸背段明显圆背畸形，胸背部广泛压痛，叩击痛阳性。腰部活动受限，前屈40°，后伸20°。双侧直腿抬高试验70°。两膝反射引出。下肢皮肤感觉正常。两下肢肌力4级。舌淡，苔少，脉细软。

辅助检查： 骨密度检查提示 T 值为 -2.6（腰、髋）。

中医诊断： 骨痿。

证候诊断： 脾肾阳虚，气血两亏。

西医诊断：骨质疏松症，胸椎陈旧性骨折。

治　　法：健脾益肾，益气补血。

处　　方：①中药口服。方下生黄芪12g，炙黄精12g，太子参12g，云茯苓12g，全当归12g，熟地黄12g，南川芎6g，鸡血藤12g，川牛膝12g，延胡索12g，软柴胡12g，川郁金12g，补骨脂12g，骨碎补12g，生甘草12g。上药清水浸泡半小时，文火煮沸，去沫取汁，共14贴。②外用蒸敷方，腰围外固定。③撑弓导引5~10次一组，每日1组。④钙剂续服。

复　　诊：2周复诊，患者诉夜寐改善，自觉精神改善，腰背痛疼痛减轻。活动有所改善。中药续治，前方去川芎、柴胡，加龙骨12g，牡蛎12g，女贞子12g，共14贴。蒸敷方外用。

三　　诊：治疗后1个月复诊，患者诉精神改善，下肢抽筋频率降低，腰围固定下行走活动，腰部无明显疼痛。前方加杜仲12g，续服，蒸敷方续用。

按语 骨质疏松症根据病因可分为原发性、继发性、特发性3类，其中原发性骨质疏松症包括妇女绝经后骨质疏松症和老年性骨质疏松症，继发性骨质疏松症与内分泌、遗传、肝肾功能等有关。中医认为，肾为先天之本，脾为后天之本，两者相互依存，相互影响。《素问·痿论》云："肾气热，则腰脊不举，骨枯髓减，发为骨痿。"肾藏精生髓，脾主生长发育，肾虚、脾虚、肝气郁结皆可致百骸痿废，即骨质疏松。血瘀也是导致骨质疏松症的重要原因之一，血液运行不畅，气血受阻可致血症，从而使营养物质不能供养全身，骨骼营养也会受到影响，导致骨质疏松。

中医将骨质疏松症归为骨痿的范畴。魏氏伤科归纳本病病机分为肝肾阴虚、脾肾阳虚和气血亏虚。骨质疏松症发生的主要机制为成骨细胞和破骨细胞之间的功能失衡，导致骨量丧失。骨质疏松症多见于中老年人，以老年女性多见。脾肾不足与气血亏虚往往并见。本案患者系老年患者，形体消瘦，就诊时伴有神疲乏力、腰膝酸软，畏寒喜暖，是一派肾气不足、阳气虚衰之象，而且其眩晕常作，自汗，大便困难，结合舌苔脉象，是为气血亏虚之证。所以治法宜从温补肾阳、补益气血之品，以健脾滋肾汤为基础加减。方中黄芪、太子参、当归益气补血；补骨脂、骨碎补补肾助阳，骨碎补苦温，入肝经，尤有行气活血止痛、治骨折之功效；茯苓健脾益气；熟地黄、黄精补肾填精；黄芪配伍熟地黄，具有补肾填精、健脾养血、精血互化、脾肾同调的作用；柴胡、郁金疏肝解郁。复诊加龙骨、牡蛎，增强活血通络、强壮筋骨之功效，同时有利于补充钙质。

对于骨质疏松症不仅需要从骨痿之本进行调理，同时需要考虑腰背部"筋"的病变，筋纵、筋弛是常见的并发症状，所以给予蒸敷方外用以促进腰部肌肉活血通络。再指导患者进行腰背导引训练，调整"筋骨平衡"，同时钙剂的补充也是必不可少。从多种角度综合治疗骨质疏松症，才能取得良好的疗效。

第四章

魏氏伤科
导引锻炼

导引疗法是中医骨伤科的重要外治方法之一。导引是指配合呼吸吐纳的肢体主动运动或各自运动的治病、康复及保健方法，可以舒筋利节、活血牵筋、祛风散寒、调整机体。治伤勿忘导引是魏氏伤科历来所提倡的。

第一节
导 引 总 论

导引疗法是中医骨伤科的重要治疗方法之一。所谓导引，亦作"道引"，其含义是导气令和，引体令柔，即指利用呼吸吐纳疏通气血及通过肢体引伸动作，使肢体柔韧灵活。故导引是指配合呼吸吐纳的肢体主动运动或各自运动的治病、康复及保健方法。

导引疗法历史悠久，早在《黄帝内经》中就有关于导引治病的记载。《灵枢·病传》载："或有导引行气、乔摩、灸、熨、刺焫、饮药之一者，可独守耶。"已将导引列为治法之一。又如《素问·异法方宜论》中说："中央者，其地平以湿，天地所以生万物也众。其民食杂而不劳，故其病多萎厥寒热。其治宜导引按跷……"唐朝王冰注释云："导引，谓摇筋骨，动支节。"清朝张志聪注释云："导引者，擎手而引欠也。"指出了导引是通过躯体运动而达到却病延年的目的。再如《素问·血气形志篇》中说："形苦志乐，病生于筋，治之以熨引。"张志聪注释云："劳苦其形则伤筋，志逸而乐，则血脉未尝受病，故治之以熨烙导引，使血脉荣养于筋，则就安矣。"这里明确指出了软组织劳损运用导引疗法可以取得较好的疗效。

导引疗法大致可以归纳为活动肢体、动摇筋骨、自身按摩、擎手引气等各种形式。长沙马王堆三号汉墓的帛书中有一张绘有各种运动姿势的帛画导引图，经过考古鉴定属于公元前168年西汉早期。长沙地处我国中央，这与《黄帝内经》中所说的中央及其地平以湿，其病多萎厥寒热，运用导引的记载是完全符合的，可见当时导引疗法已很盛行。以后历代医家对于导引形式又不断地创新发展，汉朝杰出的医学家华佗，非常重视导引疗法，在继承前人理论和实践的基础上，创立了"五禽戏"的锻炼方法。据《后汉书·方术列传》记载，华佗曾对他的徒弟吴普说："人体欲得劳动，但不当使极尔，动摇则谷气得消，血脉流通，病不得生，譬犹户枢，不朽是也。是以古之仙者为导引之事，熊经鸱顾，引挽腰体，动诸关节，以求难老。吾有一术，名五禽之戏，一曰虎、二曰鹿、三曰熊、四曰猿、五曰鸟，亦以除疾，并利蹄足，以当导引。体有不快，起作一禽之戏，沾濡汗出，因上著粉，身体轻便，腹中欲食。"他既创立了导引的方法，又指出了导引的功用，对于后世保健强身和治疗疾病都起到很好的推进作用。

西晋之后，导引的形式和名称更为繁多，如葛洪在《抱朴子》中所说："明吐纳之道者，则曰唯行气可以延年矣，知屈伸之法者，则曰唯导引可以难老矣。"同时还有许多导引种类和专用名称。导引重在屈伸，这和目前导引动作的要求是完全一致的。

隋朝《诸病源候论》中辑录了《养生方导引法》中的许多导引疗法。例如，腰背病诸候中说："一手向上极势，手掌四方转回，一手向下努之，合手掌努指，侧身欹形，转身向似看，手掌向上，心气向下，散适，知气下缘上，始极势，左右上下四七亦然，去膊井肋腰脊疼闷。"这节导引中的许多动作在伤科临床上均具有使用的价值。

唐朝《千金方》一书中，比较详细地描述了导引疗法的方法与作用。如"天竺国按摩法"及"老子按摩法"等，应用导引疗法后能获得"百病除行，补益延年，眼明轻健，不复疲乏"的效果。

宋朝《圣济总录》卷之四治法篇中也有导引的方法与作用记述，"炼阳消阴，以正遗邪，则气形而患平。""斡旋气机，周流夸卫，宣摇百关，疏通凝滞，然后气运而神和，内外调畅，升降无碍，耳目聪明，身体轻强，老者复壮，壮者益治。""安养神气，完固形体，使贼邪不得入，寒暑不能袭，此导引之大腰者。"这里比较清楚地阐明了导引疗法的作用。

元朝《世医得效方》对于伤科正骨有着重要的贡献。在"舒筋法"中讲："舒筋法；治破伤后，挛缩不能伸，他病筋缩亦可用大竹管，长尺余，钻一窍，系以绳，挂于腰间，平坐贴，举足搓滚之，勿计工程，久当有效。"这种导引锻炼方法,目前仍在运用。

明朝《普济方》在"折伤门""接骨手法"一节中,谈到治疗各种骨折,除正复固定外,还要进行导引,才有利于功能的恢复。反映了在明朝导引疗法已在伤科许多领域中应用。

清朝《诸病源候论》一书中,在每病方药之法后面往往附有导引方法。因此导引疗法除应用于伤科疾患外,对其他疾患也有很好的治疗作用。

在中国共产党的中医政策的光辉照耀下,导引疗法获得更多的推广应用。在古代导引疗法的基础上,又陆续发展和创造了"易筋经""却病延年二十法""保健按摩"等多种形式。

综上所述,具有悠久历史的导引疗法,其全身或局部的动作,有刚有柔,刚柔相济,姿势齐全,内容丰富,既可防病,又可治病,确是我国医学宝库中一份珍贵遗产。魏氏伤科的导引法也是在继承前人的基础上,经过多年实践而形成的。如"滚足导引"法与元朝"竹筒搓滚法"基本相同,其他如重视屈伸、旋转等动作也正是遵循古训而成。

第二节
导引疗法在中医骨伤科中的应用

魏氏伤科导引是结合历代医家导引文献记载以及吸取民间经验逐步形成的,它主要是以肢体主动运动为主,部分配合呼吸吐纳的防治骨伤疾患,促进骨伤疾患康复和改善人体功能状况的治疗方法。魏氏伤科导引疗法包含整体与局部两个方面,前者是全身多部位的全面运动,后者是某关节和肢体的功能活动。在魏氏伤科导引疗法中,二者经常相互结合,综合运用。在中医骨伤科疾患治疗过程中,导引应用在骨折时,要注意动静结合,做有利于断端稳定的躯体运动,促使机体恢复,控制不利于断端稳定的躯体运动,以防止造成新的损伤。关节脱位一般要求在复位后2周左右,关节组织得到一定程度修复后开始做导引锻炼，否则会引起习惯性脱位。软组织损伤中如有筋断、筋走等，必须在基本修复后，才能开始导引锻炼。总之，必须保证损伤在正常修复的条件下进行，这是伤科导引法的特点。

第三节
导引疗法的作用

一、舒筋利节

各种类型的筋伤或关节损伤后期，由于损伤轻重不同而产生不同程度的血瘀阻滞、络道阻塞、筋挛筋缩、筋胀筋走或关节粘连肿胀疼痛等。导引能活血、通畅络道、恢复肌筋肌力、消除关节瘀滞，使筋舒节利，消肿止痛，功能恢复。

二、活血荣筋

肌筋劳损或骨折脱骱等损伤后期，局部气血不充，筋骨骱位失养，骨愈不坚，骱位筋骨酸楚或麻木不仁，活动限制。导引锻炼可促进气血生化复盛，运行复健，筋骨得以荣养。

三、祛风散寒

风寒湿痹流注经络，酸痛乏力，肢体功能限制。导引可以祛风散寒。

四、调整机体

局部损伤，能影响到全身气血，致脏腑不和、气血衰退。导引锻炼能调节整个机体脏腑气血，气运而神和，增强体质，有利于损伤的恢复。

第四节
导引疗法的要求

魏氏伤科导引法，在锻炼时有以下几个要求。

第一，在开始做导引动作前，一定要心平气和，呼吸自然，然后进行躯体动作，这是基本要求。在动作过程中，要注意不能屏气，不能散气，要全神贯注，气随意行，一气呵成。特别要注意气的运用，要始终贯穿于整个导引锻炼的过程，直至锻炼动作结束，才能放松自如。

第二，在导引时，要求全身肌肉放松自然。上肢导引时应注意沉垂肩肘，然后活动；下肢导引时要站稳脚跟，腰髋放松，并保持左右平衡；腰背导引时躯干要放松，四肢用力。不要使自己的全身肌肉处于紧张或僵硬的状态下做导引锻炼，以免影响效果。

第三，魏氏伤科导引根据患者不同的病情、年龄、性别和体质来决定导引量的轻重和次数，既不过度，又不可不及。过度则易造成损伤，不及则不能起到应有的作用。医者必须做好临床辅导，根据病情的进展，指导患者如何减轻或增强导引量。

第四，在导引的全过程中，每一个动作在衔接上必须有很好的配合。当肢体活动从一个方向转向另一个方向时，一定要有准备地做好衔接，转动时不能过度。应根据各种导引快慢的不同要求，使每一个动作有节奏地前后衔接，密切配合，这样才能获得较好的疗效。

第五，开始运用导引的时间，应根据不同的损伤来确定。一般要求：骨折患者，需经有效控制，断端稳定后应用，不易早期使用；脱位及软组织损伤患者，待肿胀基本消退后进行导引。有些患者可根据特殊要求，适当提前或推迟时间。

第六，魏氏伤科导引法和历代导引法一样，既可以治病，也可以防病。

魏指薪先生在治疗腰痛患者有时不用药物，而用几节导引方法，腰痛即能缓解。对于预防腰痛，导引能起到很好的作用。也有许多伤科疾患，通过药物手法治疗后得到痊愈，若要巩固疗效，还有赖于导引。因此，导引疗法既是治伤的重要手段，也是巩固疗效、预防复发的必要措施，必须贯穿在治伤的整个过程之中。

第五节
导引疗法的注意事项

导引疗法在锻炼过程中，必须由医者耐心辅导，患者深刻领会其方法要点，并认真发挥自己的主观能动性，这关系到导引的效果。根据魏指薪先生的临床经验，结合一般导引锻炼的规律，特提出下列几点注意事项。

第一，思想重视，认真对待：导引锻炼之前，必须先向患者说明其重要性和必要性，也就是说，在思想上不能有"既不用药，又不手法，怎能治病"的怀疑思想。有许多损伤疾患，完全可以单用导引疗法治愈，患者应满怀信心地、一丝不苟地做好每一个动作，才能获得满意的效果。

第二，合理安排，持之以恒：从临床实践中，我们观察和体会到凡是认真每天坚持导引锻炼，而且全力以赴的，收效就快。凡是未认真锻炼，"三天打鱼，两天晒网"的，效果就慢，或者没有效果。因此，要求患者合理安排时间，每日按照医嘱进行锻炼，持之以恒，做到从不间断地完成每日规定的导引总量。

第三，不同反应，分别处理：在导引锻炼的过程中，特别是在刚开始锻炼的时候，大多数患者的伤处及邻近组织会出现酸楚，疼痛加剧，肢体乏力，或肿胀等不同的反应，这时应根据情况加以分别处理。如在锻炼后发生疼痛现象，不必顾虑，可继续进行导引锻炼；如果经过休息后不见减轻，甚至有所加重，这是不正常的反应，应当休息，及时检查，再行酌定是否继续。

第四，区别情况，循序渐进：导引锻炼的次数和强度，根据患者体质的不同、病情的差异，在锻炼时也有不同的要求。如有的患者，平常运动有素，肢体灵活，锻炼强度和幅度就要大些，次数亦可适当增加。有的患者，平时好静少动，肢体呆滞，锻炼强度和幅度就要小些，次数亦可适当减少。在锻炼过程中，要视不同的进度灵活掌握，既不能操之过急，又不能停滞不前。操之过急，势必引起不良反应，欲速则不达，反而影响锻炼的进度和效果。停滞不前，则不能提高疗效。为此，必须做到循序渐进，恰到好处。

导引锻炼，必须把每一个动作连贯起来，通过持续锻炼，逐渐运用自如。

第六节
导 引 各 论

一、颌部导引

1. 张口导引

【导引动作】

动作准备：患者正坐，头部端正，双目平视，肩肘和上半身肌肉放松，呼吸调节平均。

动作步骤：使口部一张一合地上下动作，由轻到重，由小到大。张口时要缓慢，并尽量张到极限，合口时要快。连续一张一合约 10 次。

【导引作用】

可使下颌关节瘀血消散，关节囊及韧带粘连得到放松，能增加关节液的分泌，润滑软骨，促使张口活动范围不断由小到大。

【适应范围】

软组织损伤或劳损，风寒外邪侵袭，而引起下颌关节炎，以致关节活动涩滞、酸痛、弹响，张口困难；或因下颌骨骨折，长期固定后而形成下颌关节粘连，活动限制，张口不利，嚼之无物等，均适用。

【说明】

张口导引，要求在张口时必须用力尽量张开。当张开到极度时，稍停片刻，然后合口，这样有利于粘连的松解。

年老肾经虚损，筋络有习惯性脱位者不宜做此导引。中年下颌关节脱位，复位后关节疼痛且活动受限制者可以采用，但开始张口时不能过大。

2. 错腮导引

【导引动作】

动作准备：在张口导引稍停后即须准备。

动作步骤：运用自己的下颌部做向左和向右两边摆动的动作，如同钟摆一样有节奏地左右摆动 10~20 次。

【导引作用】

可使下颌关节增加左右活动的幅度，恢复两侧关节的活动，注意其动作范围，逐渐增加关节的灵活性，而达到左右平衡。

【适应范围】

外伤或劳损，或受风寒外邪，下颌关节酸痛，左右摆动限制；单侧性下颌关节脱位复位后致两侧关节活动不对称等症，均适用。

【说明】

错腮导引用于下颌关节左右摆动限制的患者。开始锻炼时会有酸痛反应，多练几次后即见酸痛减轻而变得灵活。如遇中风偏瘫或面瘫、面肌痉挛患者导引活动力量不够，可以由家属用手帮助进行。

3. 舔颌导引

【导引动作】

动作准备：一般在错腮导引后即可准备。

动作步骤：使整个下颌骨做一前一后的伸缩运动，一般伸缩 10~20 次，动作要柔和，不宜太快。

【导引作用】

增加下颌关节的前后活动，以使关节窝周围筋膜得到润滑而恢复功能。

【适应范围】

下颌关节外伤或劳损，以及风寒外邪等所导致的关节疼痛和功能限制者，均适用。

【说明】

张合口导引、错腮导引、舔颌导引，这3个导引要求连成一组应用，3个导引动作完成后作为1节，重复3节作为1次导引。每日锻炼2~3次。有些患者做舔颌导引动作有困难时可不用。

4. 自我按摩

【导引动作】

动作准备：患者先将自己的双手洗净，可取坐位或卧位，再开始自我按摩。

动作步骤：

（1）患者用拇指指腹按揉左右下颌关节疼痛处（常见的疼痛点为颊车穴和下关穴），按揉时须找准疼痛的部位。先轻后重，要有酸胀的得气感，以自己能够忍受为度，一般做10~20次。

（2）患者用拇指指腹自下颌关节起，沿着下颌骨的前缘自上向下推，连续推10次左右。推动时，指腹需要紧贴皮肉而有力，至有酸痛感为宜。

（3）患者用手部大鱼际肌或小鱼际肌，紧贴下颌关节周围酸痛部位做按摩动作，连续10~20次。

（4）患者用手掌心紧贴患处做上下轻轻摩擦，以患处能产生温热舒适感为宜。

上述四步动作全部完成后作为1节，重复3节作为1次，每日锻炼2~3次，4~6周为1个疗程，根据病情可适当加减。

【导引作用】

舒筋活血，通络止痛，使关节周围组织得到放松，筋歪、筋缩等恢复正常。

【适应范围】

下颌关节受风寒湿邪侵袭，引起关节疼痛、活动涩滞。骨折或脱位后期影响下颌关节正常活动及功能者，均适用。

【说明】

患者做自我按摩时，所用力量必须轻重适当，注意避免皮肤破损，必要时可适当加用一些润滑剂，如舒筋活血膏等。按摩结束后，如皮肤表面浮起尘垢时，应即用温水洗净，以防皮肤感染。

二、颈部导引

1. 文章导引

【导引动作】

动作准备：患者取站立位或坐位，手臂下垂，颈部放松，两肩下沉，全身放松，姿态自然。

动作步骤：①抬头两眼看天，头向后仰（图 4-1），使头部由右向左旋转划圈（图 4-2），最后两眼视向左前方，再头向前屈，低头，两眼看地；②头部由左向右旋转划圈（图 4-3），旋转时头部尽量下垂，当转到侧面方向时，耳部尽量靠近肩部，两眼看向右前方。

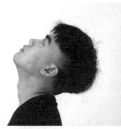 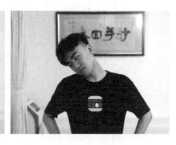

图 4-1　后仰　　　　图 4-2　向左旋转　　　　图 4-3　向右旋转

以上两步相反方向的旋转动作，每一步动作均使头部环绕旋转各半圈。在锻炼时需交叉进行（即第一次开始时由左向右，再由右向左；第二次即由右向左，再由左向右）。

上述每一个动作为半圈，可分为四拍，2 个动作共为八拍，为一整圈。轻症者做 2~4 个八拍，重症者做 1~2 个八拍。每日锻炼 2~3 次，之后根据患者的适应情况和进展快慢，在拍数和次数上做适当加减。

【导引作用】

阳经均通过颈部上注于头。通过前屈、后仰以及侧屈等方向的运动，以左引右，以右引左，促使颈部经气运行，逐步恢复平衡。

【适应范围】

颈椎骨节扭错、上下椎体有旋转现象，颈部软组织劳损或扭伤、落枕，颈部周围外伤后失去平衡，受风寒湿邪侵袭，颈椎退行性病变等所引起的颈痛、项强、手臂麻木等症，均适用。

颈椎半脱位，颈椎剧痛活动强直伴有高热（可能提示炎症或肿瘤），颈椎病有血管脊髓供血不足和压迫症状者，均不宜运用。

【说明】

文章导引就是指读文章时，在得意的情况下会自然地摇转头部的姿势。锻炼时既要全神贯注，不能屏气和谈笑，又要姿态自然。在头部旋转活动时，必须缓慢，顺势而柔和，幅度由小到大。锻炼时应做到按时按量。

2. 回头望月导引

【导引动作】

动作准备：患者站立，心神沉静，呼吸调整均匀，两上肢外展横抬到两肩水平，左右需平衡。然后上臂保持原位不动，下臂正中位向上，示指竖起与头顶平行。同时两手拇指与中指、环指、小指对掌。

动作步骤：上面姿势正确后，保持不动，开始锻炼。头部向左转动，两眼向左方食指指端平视（图4-4），视线接触到指端后头即转换方向，移向右侧，两眼向右方食指指端平视（图4-5）。左右各看10次。转动头时要端正，两目平视，两肩臂向后伸，胸向前扩。锻炼完毕，两手臂轻轻放下。

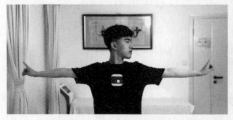 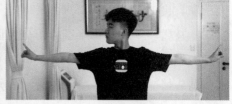

图4-4　向左平视　　　　　　　图4-5　向右平视

【导引作用】

作用于颈部两侧，由于上肢处于横抬后伸的位置上，使颈部和两肩部、前胸部的肌筋处于紧张状态，然后头向左右旋转，可使肌筋得到摩擦，以改善局部微循环。同时使肩颈部、前胸部的肌筋得到牵拉与松弛，促使痉挛解除、疼痛消失。

【适应范围】

落枕、风寒湿邪阻滞、项肌或斜方肌上部劳损、颈椎骨折增生等症所引起的颈肩部转侧疼痛，范围比较广泛，肌肉痉挛或僵硬不灵活，左右旋转活动不利者，均适用。骨折、脱位、肿瘤和炎症者，不宜运用。

【说明】

文章导引要求在颈部软组织处于松弛的情况下进行，活动范围较大，不仅作用于软组织，而且作用于颈椎骨节。回头望月导引，作用于颈肩部的软组织。因此，对于单纯的颈部软组织损伤，以上两种导引法均可采用。颈椎本身有严重病变，如椎管狭窄及脊髓型颈椎病等，在锻炼时不宜多动骨节，则可选用回头望月导引法。颈椎有一般病变，如轻度增生或有旋转现象，关节前后左右不平衡，须适当增加骨节活动，有利于恢复平衡，则可选用文章导引。也可根据病情，两者结合起来应用。

3. 俯仰头导引

【导引动作】

动作准备：患者取站立位或坐位均可，两手撑住腰部。

动作步骤：开始时头尽量前俯，以下颌部能碰到或接近缺盆骨（锁骨）和胸骨柄为宜。然后头部缓缓尽量上仰，颈部放松过伸，头向后仰。在前俯后仰动作的过程中，不能动作过快，前后活动幅度要逐渐加大。

轻症者，每次锻炼5~10次（俯仰作为1次）。重症者，由2~4次逐渐加至5~10次。每日锻炼2~3次。

【导引作用】

可使颈部产生过伸过屈的动作，伸缩前后肌筋，有利于颈椎恢复平衡。

【适应范围】

凡是颈椎损伤，如骨折脱位等伤后日久，骨节涩滞，筋膜收缩粘连，以致颈部失去灵活性，前俯后仰受到不同程度的限制者，均适用。

【说明】

此导引一般用于颈椎损伤后期。此外，对于颈部软组织损伤、颈椎有生理弧度变直现象或颈部伸屈活动有限制者，亦可选用。在损伤尚未修复的初期不能运用。锻炼时要从容不迫，不能用力过猛，不要屏气和谈笑。在锻炼过程中，特别是做过伸动作，如感到上肢麻木加重或头晕，须立即停止锻炼。

4. 侧头导引

【导引动作】

动作准备：两手撑腰或两手抱于胸前，或者两手背附着于腰间。三种准备姿势均可。

动作步骤：以右侧为例，头向右侧尽量做侧屈活动。侧屈时，头须端正，不可偏前偏后，如向左侧活动困难，则头应尽量向左做侧屈锻炼。两侧活动均有困难者，则左右均须做侧屈锻炼。

轻症者，做 10~20 次。重症者，开始做 4~8 次，以后逐渐增加次数，可以一侧锻炼，也可以左右两侧交叉锻炼。每日锻炼 2~3 次。

【导引作用】

以左引右，以右引左，伸弹大小筋络，使其恢复常度，使气血运行逐步畅通，且活动功能恢复。

【适应范围】

凡寿台筋、项肌筋扭伤或落枕，经治疗后筋络仍有牵掣疼痛，转动不便或头部向一侧歪斜者；严重损伤导致颈椎移位偏左或偏右，累及寿台筋和项肌筋功能受限，大筋扩张，小筋收缩，细小筋紊乱，以致左右失去平衡，气血运行日见阻碍而致头部歪斜等症，药治无效者，均可采用此导引。初练时可有疼痛感，或有头晕现象者，无妨，可以继续进行。

【说明】

魏氏伤科所指"寿台筋"和"项肌筋"，从解剖学来看，分别相当于胸锁乳突肌与项肌。这些部位损伤、局部肿胀或痉挛，均可影响到头部侧屈活动，此导引有利于功能活动的恢复。

魏氏伤科对于此导引提出，患者在睡眠时应禁用高枕。许多颈椎病往往伴有不同程度的颈椎强直、生理弧度改变，若使用高枕，会加重颈部软组织紧张。若使用低枕，其着力点在颈部或颈胸椎部，可使头部后仰（轻度过伸位），颈部软组织得到松弛，有利于颈椎生理弧度的恢复、软组织损伤的修复。

5. 侧斜转头导引

【导引动作】

动作准备：患者取站立位或坐位。站立时两手撑腰，坐位时两手臂可抱于胸前。

动作步骤：端正仰头，两眼必须向上看，在后仰的位置上，使头部逐渐向左旋转，再从原来位置上使头部向右旋转到极限，转动时必须使下颌部用力上抬。一侧有病，可两侧同时锻炼；两侧同病，更须双侧同时进行。

轻症者，每次左右各转动 10~20 次。重症者，每次左右各做 2~4 次，然后每日左右各增加 2 次，至 20 次。

【导引作用】

调整颈部筋骨，使 C1（第 1 颈椎）、C2（第 2 颈椎）内部蒙筋（相当于韧带）及其周围筋膜前后左右平衡，从而使外部筋络自然恢复。

【适应范围】

C1 和 C2 脱位或骨折损伤后期，由于长期固定使颅骨筋膜及颈椎筋膜周围产生粘连，内部细小蒙筋牵掣无力，导致涩滞，失去灵活性，转侧活动不便者，均适用。

【说明】

患者进行锻炼时，使头部在极度过伸的位置上旋转，其作用于 C1~C2，以及颈椎与枕骨之间的环枕关节。这些部位在损伤后期应用时，亦须严密观察。锻炼时必须由轻到重，如有不良反应，应分析后再考虑是否减少锻炼量或者停止锻炼。如 C2 齿状突骨折，必须待 X 线复查确认骨折愈合后方能锻炼，同时对于颈椎弧度过度前凸，亦应谨慎应用。

三、背部导引

1. 摸臀鞠躬导引

【导引动作】

动作准备：患者取站立位，两足并齐。

动作步骤：

（1）以两手撑按两臀部外侧，再沿臀部后侧、大腿部后侧以及腘窝部，一直到小腿后下方，由上到下按推。按推时，手掌必须紧贴于体表部位，并要求踏实有力。

（2）当按推到小腿中下段时，两手握住小腿不动，头和背部均向前屈做鞠躬活动，一连3次。然后身体站直，准备做第二次锻炼。锻炼时要求两手紧握住小腿，保持下肢稳定后，再做头背部前屈的鞠躬动作。

2步动作后作为1节，连做10节左右。每日锻炼2~3次。

【导引作用】

舒筋、活血、止痛、灵活关节，可使背部脊弓（胸椎生理弧度）产生扩张，促使筋膜粘连分离，以达到背脊关节活动正常的目的。

【适应范围】

脊柱强直或侧弯，脊骨前凸，背脊两侧筋僵硬，上背部疼痛，牵制头颈部或影响腰部，使活动不便、腰背酸痛、动作不灵活等症，均适用。

【说明】

此导引对于脊柱两侧的肌肉以及大腿后侧肌肉，均有牵拉和舒展的作用，特别是背部两侧，作用更强。因此，对于背部的菱形肌、背阔肌和骶棘肌劳损，以及由于风寒湿邪侵袭而导致背部局部疼痛、活动限制等，均可用。

2. 托腰望天导引

【导引动作】

动作准备：取站立位，两足稍分开，两手掌托住腰部两侧的肾俞穴，颈肩部放松下垂。

动作步骤：开始锻炼时，头部与背部均向后仰（过伸），两眼向上望天。当后仰一定限度时，再缓缓地适当向前挺起约10°，在此体位上，头部由仰上位置加大为仰望身后，使整个脊柱尽量后伸，最后逐渐站立，向前方做轻度侧屈活动。

动作完毕后作为1节，一般锻炼10节左右。如背脊强直过甚，或疼痛明显者，可由轻到重，由3~5节逐渐增加到10节左右。每日锻炼2~3次。

【导引作用】

活动脊柱关节，伸张背部胸肋筋膜，达到扩展胸肋骨和背脊的效果。

【适应范围】

背脊普遍增高（后凸），胸肋凹陷，胸部牵制疼痛而呼吸不利者，均适用。

【说明】

此导引为站立位的后伸活动。这个动作对于年龄较大、右肩胛下垂症所引起的颈肩部牵掣疼痛者，有一定疗效。对胸椎退行性病变，如骨质增生或骨质疏松症所致的畸形，或者背部肌肉劳损等疾病所引起的背偻疼痛较为有效。强直性脊柱炎或骨结核后期所形成的背偻畸形，必须待病灶稳定后，方可考虑选用。

此导引除了对上背部有作用外，同时可使腰部及下肢大腿前侧肌肉（如股四头肌）得到锻炼。下肢损伤后，膝软无力，膝关节容易屈膝跌跤者，也可考虑选用此导引锻炼，以增强伸膝的力量。

此导引以托腰望天后伸活动为主，前屈活动为次。锻炼时主次须分清，也就是后伸须着重用力，前屈稍动即可。

3. 撑掌转身导引

【导引动作】

动作准备：患者取站立位，两足分开与肩同宽，两手指交叉合拢。

动作步骤：两手掌逐渐向前、向上伸展，上臂尽量伸直，两手心朝天。当伸到最高位置时，两手交叉扣紧，两足站稳勿动。此时两臂与上半身向左旋转，头与上半身保持平衡并同时转动，两目后顾，再向右侧旋转。两侧转动要求相同，旋转时幅度要大，当旋转到极度时要稍作停留，之后再更换方向。在锻炼过程中，如两臂酸痛，或背部有响声者，属正常现象，坚持几天后即可消失。

左右旋转后作为1节，5~10节作为1次。每日锻炼2~3次。

【导引作用】

使胸腰椎骨节更灵活，同时可伸缩背脊两侧筋，使周围筋肌恢复正常。

【适应范围】

脊柱损伤后，骨位移动而脊柱不正，或骨折后导致脊柱关节不灵活，背脊两侧后凸畸形，或背脊肌筋损伤后产生筋部束骨、背部沉重无力、活动疼痛等症，均适用。

【说明】

撑掌转身导引锻炼时，手臂应尽力上举，胸部挺起，以使棘上韧带等能处于紧张状态，然后做左右旋转活动的锻炼，有助于骨、关节和软组织活动功能的恢复。

此导引不仅用于胸椎侧突或后凸畸形，对于脊柱骨折后局部疼痛不止、胸椎退行性病变、背部肌肉劳损，或因风寒湿痹所引起的背部酸痛、沉重如负者，亦有显著改善效果。

4. 扣肘耸肩导引

【导引动作】

动作准备：取站位或坐位均可。两前臂抱在胸部，两手掌扣住肘关节，两上臂贴附于两侧肋部，呼吸自然。

动作准备：左肩向上耸起，右肩微向下沉，整个背部向左后方向移动，头颈随着肩背往左侧后上方斜看。当转到极限位置时，稍作停留，然后依照前法开始向右后上方转动。

向左向右转动后作为1节，连做5节作为1次。每日锻炼2~3次。

【导引作用】

舒展筋骨，正骨顺筋，通畅经络气血。

【适应范围】

脊骨（胸椎）1~6节损伤后遗症；脊骨高突、下陷，或侧斜等畸形，背部和胸部疼痛；脊骨上段错位，或软骨撕裂，或骨折后胶质粘连，影响颈部气血运行，局部疼痛和躯体活动不能自如，均适用。

【说明】

此导引可以使颈部和背部产生牵拉、旋转等活动，对于颈背部的肌肉有舒筋活血的作用。对于颈椎、胸椎退行性病变，外伤后局部疼痛、活动限制，或者背部畸形及软组织劳损，风寒湿痹等症者，均适用。

锻炼时两手须抱紧不放，这样可以使背部肌肉处于紧张状态，当左右更换方向时，必须使胸椎产生较大幅度的旋转动作，这样转动时可以增加背部牵拉力，提高导引效果。

四、腰部导引

1. 和腰导引

【导引动作】

动作准备：患者取站立位，两足分开与肩同宽。两手紧紧撑住腰部，下肢脚跟站稳。

动作步骤：依靠腰部和下肢的力量，先使腰部由左向右按顺时针方向转动，然后由右向左按逆时针方向转动。转动时要求动作协调、柔和、有节奏。躯体尽量放松，不要屏气。转动幅度由小到大。

一般左右转动 5~10 次，每日锻炼 2~3 次。根据病情轻重及锻炼进展，活动次数可酌情增减。

【导引作用】

促使腰骶关节和骶髂关节活动自如，疏通周围经络气血。

【适应范围】

下腰部或腰骶关节于骶髂关节损伤后，骨节错位，病情日久，关节腔滑液少而滞涩，外部筋络及筋膜收缩，转侧俯仰疼痛不利者，均适用。

【说明】

和腰导引在魏氏伤科中属于经常运用的腰痛导引法之一，对于腰椎增生、腰骶部肌肉劳损、韧带劳损、小关节错位后腰部疼痛及活动受限者，用此导引有一定的疗效。

锻炼后几天内可能有酸痛加剧的反应，卧平休息后即能改善，这是正常现象。如果反应严重，经过休息后亦不见好转，应停止锻炼做进一步检查。

患者如下腰痛或骶髂关节疼痛较重，活动限制明显，身热自汗，或臀部和下肢有麻木感等，应经 X 线检查以排除椎弓跟骨裂、腰椎滑脱症、关节炎症、关节肿瘤等病变后，方可锻炼。

2. 悬手和腰导引

【导引动作】

动作准备：两手上举至 180°，握住横杆上（或门栓上），两足分开与两肩同宽，使腰部垂直。

动作步骤：方向与和腰导引相同，但转动的范围要求加大。导引量和每日的次数均须比和腰导引有所增加。

【导引作用】

促使督脉经气血调和，起到"总督诸阳"的作用。同时对于其他经络，亦起到疏血调节的作用，以使脊柱骨节粘连逐步松解，使关节灵活。

【适应范围】

腰部各种损伤或风寒湿痹后形成腰椎后凸（腰弓如虾），侧凸或前凸畸形，腰部活动限制，腰痛乏力，腰椎垫膜移位（腰椎间盘突出症）；腰部两侧肌肉劳损后引起的小便不利、面色不华、疲劳气短、肾虚腰痛等症，均适用。

【说明】

此导引与和腰导引同样是使腰部做环转活动，但加用悬手动作后使腰背部、脊柱关节及上下肢软组织均能处于牵引的紧张状态，这对于腰部肌肉痉挛、腰椎间盘突出症或者腰椎骨刺增生症者均有较佳的疗效。

悬手的高度适中，一般要求两手握紧后两足跟能着地站平为宜。过高会影响到腰部旋转活动，过低则不能起到垂直牵引的作用。

此导引不仅作用于腰部，对于背部、胁肋软组织损伤或劳损等所引起的牵制疼痛也有舒筋活血的作用。注意事项可参阅"和腰导引"。

3. 转腰导引

【导引动作】

动作准备：患者取站立位。两足分开与两肩同宽。两手虎口张开以撑住腰部。

动作步骤：两下肢站立原位不动，腰部挺直，头部及上身向左旋转，旋转幅度以两眼能看到右足足跟为度。

左右交替进行各 5~10 次，每日锻炼 2~3 次。

【导引作用】

舒筋活血，疏通带脉，可以使腰部左右旋转摩擦，起到正骨理筋的作用。

【适应范围】

腰部扭伤、劳损，以及其他腰痛后期旋转活动受限者，均适用。

【说明】

转腰导引亦称旋转导引，一般用于腰部软组织损伤、小关节紊乱症或肥大性脊柱炎等。腰痛旋转活动受限者，用此导引有一定疗效。如能长期锻炼，不仅可以增强腰部的灵活性，并有助于颈背部的旋转活动。患有腰椎压缩性骨折、腰椎椎弓根崩裂、腰椎滑脱症者，不宜采用。

4. 弓压导引

【导引动作】

动作准备：患者两足合并站立，然后徐徐下蹲，两手指相互交叉，紧紧抱住两膝。

动作步骤：头先俯于膝上，再尽量挺起胸椎，仰头、俯仰相互交替活动。

一俯一仰作为 1 节，连做 5~10 节。每日锻炼 2~3 次。

【导引作用】

伸展脊柱和腰部筋骨，畅通气血。

【适应范围】

脊柱、腰部或胯部（包括骶部与髋部）损伤后，或因病久卧后关节灵活性降低，以致外部筋络牵制不舒或持续疼痛，行走时腰部有下坠感，过度用力或快跑时腰胯部呈牵拉疼痛，可用此导引。有气喘、肾病、痰饮病者，发作时忌用。

【说明】

弓压导引髋膝屈曲后，使腰背部和颈部的肌肉处于紧张状态之下，但当头部俯仰时，可使整个脊柱韧带和两旁肌肉得到伸缩，这样就可使腰背部、颈部的肌肉松弛，增加韧带的约束功能，增强髋膝屈曲幅度。

初练时腰背部可能感到不灵活，甚至不能下蹲。患者可选择比较稳定的位置，如取下蹲背贴墙壁位进行锻炼。

5. 挤压导引

【导引动作】

动作准备：患者两足分开（与两肩宽度相等）站立，两足向前，双手下垂，紧紧握拳。

动作步骤：两腿缓缓下蹲，两手缓缓伸直，向前抬起，上下同时密切配合，动作的速度要求一致。下蹲时以两膝完全屈曲为止，两上肢高度与两肩相平为止。保持这个姿势固定不动，自然呼吸 3~5 次，徐徐站立，两手同时放下，恢复至原来的站立姿势。

下蹲起立作为 1 节，连做 3~5 节。轻症者，每日锻炼 2~3 次。重症者，应加倍锻炼。

【导引作用】

挤压导引使其前后平衡，调节脊柱两侧筋络，并促使其气血流通，同时肩关节和下肢关节运动，有助于全身肢体的灵活。

【适应范围】

腰胯部损伤后，腰部及两侧臀部失去平衡，或腰部骨节松弛（腰椎间盘退行性病变），或有筋肌收缩，以致睡眠时转侧困难，腰部牵制疼痛，或放射到胯横肌筋（相当于臀中肌）、足太阳膀胱经（臀部与下肢的后侧）、督脉经（脊柱正中），引起疼痛与俯仰不利，可用此导引。

【说明】

挤压导引为临床上的常用导引，可使肩、腰、髋、膝、踝关节产生挤压活动。腰背部肌肉可得到牵拉，肌肉逐渐放松，起到平衡的作用。腰背部肌肉劳损、腰椎肥大所引起的腰腿痛、腰椎间盘突出症或退行性病变，以及肩、髋、膝、踝等关节凝滞者，均可采用。

锻炼时必须注意上肢抬起和腰腿下蹲方面动作步调要一致，动作应缓慢，才能起到持续牵引的作用；锻炼时呼吸要调节均匀，不要屏气，姿势要正确，两侧保持平衡。

6. 双叠导引

【导引动作】

动作准备：患者采取仰卧位，两腿和双臂伸直后两手握拳。

动作步骤：在上述体位上，右腿和左臂在伸直位置上同时抬起，当抬高至 45° 左右时做交叉内收摆动。然后更换左腿和右臂，同样抬起做交叉内收摆动。左右轮流活动。活动时上下肢均须伸直，内收的幅度要尽量加大，使腰背部感到强有力的牵拉为度。

左右锻炼完毕作为 1 节。轻症者，每次锻炼 30 节，每日 2~3 次。重症者，酌减。

【导引作用】

可使腰椎和胸椎骨节恢复平衡、灵活，扩张腰部肌筋（相当于骶棘肌），调节筋络；宣通气血，分离腰骨垫膜（椎间盘）筋膜周围粘连。

【适应范围】

外伤后胸腰椎骨节错位，血瘀凝结；或垫膜关节腔滑液失去润滑而粘连；胸椎骨节失去灵活性而累及两侧腰肌筋，甚至累及背肌筋（相当于菱形肌）和骨盆的筋肌发生扩张，或强直、前屈限制等症，可用此导引。

【说明】

双叠导引作用于腰背部以及肩髋外侧，可以使腰背部肌肉得到旋转拉伸活动，可舒筋活血，有利于粘连的松解。对于背部菱形肌和腰部骶棘肌劳损，局部血液循环不佳，肌肉顽厚、酸痛沉重者，均适用。

腰骨偏弯如弓形者（侧凸畸形），致腰部两侧肌筋一侧松弛，另一侧紧张者，不宜采用此导引。

7. 胯盆导引

【导引动作】

动作准备：患者取侧卧位，侧卧的体位要求不前不后地侧正，两腿伸直，上下并齐。

动作步骤：一侧下肢向上尽量抬起，抬起时仍须保持侧卧位，要求慢慢抬起，轻轻放下。主要使腰部、胯部能承负力量，其中臀中肌起主要的收缩和放松作用。一侧有病，锻炼一侧；两侧有病，则两侧均须锻炼。

轻症者，每次锻炼 10~15 次，每日 2~3 次。重症者，酌加。

【导引作用】

作用于胯盆外部（骨盆两侧）的筋络时松时紧，以使胯线（骶髂关节）产生摩擦，起到灵活关节的作用。

【适应范围】

胯盆部受伤，涉及髋关节，环跳筋（臀大肌）与胯横肌筋粘连；或关节骨位偏移（包括骶髂关节和髋关节），骨盆骨位与骨缝粘连，行走时臀部向一侧倾斜，甚至两侧受伤，经常作痛，伴有小便不利者，均适用。

如两侧胯线同时粘连，失去自然伸展和摩擦的性能时，则加用撑弓导引，使两侧肌筋一起扩张以摩擦骶髂关节，而达到左右平衡。

【说明】

这是髋部外展活动，主要是大腿外侧肌肉的力量，特别是臀中肌，抬到一定高度后，对胯部和腰部的肌肉产生影响，也可以使骶髂关节周围肌肉得到伸展。因此，对于骶髂部及髋部的扭伤或劳损；下肢外展活动受限；髋部外伤后，形成髋内翻畸形者，可采用此导引治疗。

臀部向一侧倾斜有许多因素，如软组织损伤后遗症，或软组织慢性劳损，患侧局部粘连疼痛，负重时不能着力所造成的骨盆倾斜，用此导引有一定作用。如属骨盆本身结构上有病变或畸形者，须另行检查和治疗。

8. 撑弓导引

【导引动作】

动作准备：患者取仰卧位，两膝屈曲，足膝并拢，两肘关节贴于床面

（图 4-6）。

动作步骤：腹、腰、臀部向上挺起时，应注意不能屏气。每次挺起时在原位上短暂停留（图 4-7），一般以呼吸 3 次为起落。

挺起放下作为 1 节，开始时锻炼 4~6 节，每日锻炼 3~4 次。根据症状轻重和熟练程度酌予增减。

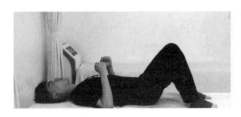
图 4-6 仰卧

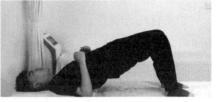
图 4-7 撑弓

【导引作用】

促使督脉、足太阳膀胱经等血液循行，胸椎、腰椎得到活动，并可使脊柱两侧筋膜灵活，增强筋肌力量、灵活骨节。

【适应范围】

腰背脊骨错位，垫膜、筋膜失去稳定和润滑作用；脊柱两侧肌肉、筋络左右失去平衡、无力；损伤或劳损形成筋缩，或者扩张，关节粘连，气血运行受阻，日久致脊腰骨活动涩滞，形成弓状（脊柱后凸强直），起立不便，俯卧困难者，均适用。此外，背腰脊骨骨折后，腰脊疼痛，局部有轻度后凸畸形者，后期用此导引，对于消除疼痛和促进功能恢复有一定的疗效。

【说明】

撑弓导引为目前治疗腰背损伤中所常用的导引疗法之一。在中西医结合临床研究中，对于这一古老的导引疗法又有新的发展，并形成以下两种方式。①头、肘、足撑弓导引：以头、两肘、两足作为五个支点，基本上与原有的撑弓导引相同。②头、足撑弓导引：两足与头部作为支力点。两手抱于胸前，肘部离开床面，使臀部向上抬起。在掌握撑弓导引方法的基础上，根据病情需要加强腰背部肌锻炼力量时，可选用此法。

撑弓导引除了用于腰背骨节错位和软组织疾病以外，还可以用于脊柱骨折，甚至是骨折脱位合并截瘫的患者。现在有些医疗单位在早期即采用此导引锻炼，对于骨折脱位的整复、腰背肌肉力量的加强、促使功能的恢复，有很大的帮助。这样就扩大了撑弓导引的适应范围。

撑弓导引在锻炼中应该注意"缓缓挺起"和"慢慢落下"的原则，这点很重要。挺得过快，则肌肉得不到牵拉；落得太快或太重，对于骨折或脱位的患者则易造成新的损伤。

如果脊柱无骨折，而是陈旧性损伤，脊柱肥大或关节扭伤，或软组织损伤所引起的腰背酸痛或活动限制者，在锻炼时可采用"轻轻挺起""突然落下"，特别是在落下时使腰脊产生一种震荡，这样有利于改善骨节的灵活性。此导引对于增强腰背肌肉力量有较好的作用。

9. 元宝弓导引

【导引动作】

动作准备：患者采取仰卧位，两腿伸直，两足并拢背屈，两手握紧拳头。

动作步骤：先以两腿在伸直位置上尽量向上抬起。当抬高到90°位置时，稍停片刻，然后两腿同时放下，头项及上半身随着昂首起坐，双拳向前方出击，放下与起坐要紧密结合。最后上半身缓缓躺平。

以上动作完毕后作为1节。轻症者，每次锻炼10~20节。重症者，锻炼3~6节，之后再逐渐增加。每日锻炼2~3次。

【导引作用】

使背腰部的大筋得到扩张，小筋与筋膜得到伸展。《素问·生气通天论》言"因于湿，首如裹，湿热不攘，大筋緛短，小筋驰长，緛短为拘，驰长为痿"，后人又有"盖大筋连于骨节之内""小筋络于骨肉之外"的说法。此导引既可使骨节之内的大筋扩张，也可对骨肉之外的小筋起到伸缩的作用；可以强筋、灵活关节，使筋络粘连分离，同时可使脊柱下陷骨位（脊柱前凸）复原。

【适应范围】

背腰脊骨损伤后，骨位有下陷（前凸）现象；或者病久后大筋收缩骨节粘连，以致骨节与筋膜失去灵活性，气血运行受阻，有强直感，足太阳膀胱经与督脉循行部位疼痛，时轻时重者，均适用。

【说明】

元宝弓导引的活动幅度是比较大的，当抬起的下肢放下，上身起坐时，腰背所用的力量很大，对腰背骨节有很大的摩擦作用。此导引对腰部劳损、腰肌无力，疼痛而不能久坐的患者有一定效果。对于强直性脊柱炎，如果症状稳定（属于静止期），腰椎有前凸畸形者，可以考虑用此导引。

锻炼时不能饱腹，要注意呼吸自然，上下肢活动时要放松，各个动作要协调衔接。两拳向前方出击时，腰背须尽量前屈，两肩放松，两拳要用力出击，使经脉得到充分舒展。

10. 蹬足错胯导引

【导引动作】

动作准备：患者采取仰卧位，两腿伸直放平，两足背屈至 90° 位置，呼吸自然。

动作步骤：两膝关节始终保持伸直的位置，两腿左右交替地做一蹬（向前伸）一缩（向后伸）的活动，主要是腰部、臀部用力，使两侧腰部、骶髂关节上下错位。锻炼时注意不要屏气。

一蹬一缩作为 1 节。轻症者，做 5~10 节。重症者，开始时可适当减少频次，之后根据进度酌增。每日锻炼 2~3 次。

【导引作用】

通过上下摩擦活动可以分离关节筋膜粘连。以左引右，以右引左，润滑关节腔滑液，使气血上下调节，使腰骶两侧和骶髂关节恢复灵活的功能。

【适应范围】

外伤后腰骶骨节与骶髂关节交接处有瘀滞筋膜粘连，骨位左右前后失去平衡，关节失去灵活性者；或外部胯横肌筋（相当于臀中肌）、环跳筋（相当于臀大肌）、承扶筋（相当于股后肌群）扩张，左右失去平衡，以致行走、转侧、下蹲或起卧动作不便者；或损伤后风寒湿邪侵袭，肌肉萎缩，下肢长度不等而失去灵活性者，均可用此导引。如果同时累及髋关节、活动限制等症状存在，则可加用展膝导引同时锻炼。

【说明】

蹬足错胯导引为临床上常用的一种锻炼方法。腰骶部劳损、腰肌劳损、髂腰韧带劳损、腰椎增生所引起的腰部疼痛，以及静止期的类风湿关节炎、骶髂关节炎后遗症者，通过此导引锻炼，可改善关节功能，减轻或消除疼痛。

锻炼时要保持膝关节完全伸直位，这样两下肢交替前蹬后缩时，必然使腰骶部上下错动。如果锻炼时膝关节有屈曲活动，就会影响到腰骶部的活动。

这一导引动作，务必使腰部、臀部和腿部的肌肉用大力，促使腰背和下肢的长肌得到伸缩，对于某些损伤或痹证所引起的肌肉酸痛或肌肉萎缩也有辅助治疗作用。

五、上肢导引

1. 云摆导引

【导引动作】

动作准备：患者取站立位，两足分开（比两肩稍宽），两手臂下垂。

动作步骤：开始动作时，右侧手臂向前左方向，做内收摆动，摆动时手碰到左侧肩头为止。手部虎口分开（即拇指与其余四指分为两组），拇指向下，其余四指横平，到止点时分开的虎口紧对肩头。肘尖要内收到紧对胸前正中位，同时左侧手臂向身后右上方旋后，手背旋至腰部中间附贴于腰部。锻炼时两侧手臂须同时操作，前后呼应。颈肩部放松，不要屏气。

左右云摆后作为1节。轻症者，一般锻炼10~20节。重症者，先锻炼3~5节，再逐渐增加。每日锻炼2~3次。

【导引作用】

可伸展胸锁肌筋（相当于胸锁乳突肌），摩擦咸叉肌（相当于菱形肌），滑润肩胛肌（相当于肩胛下肌）和肩胛横肌筋（相当于斜方肌、冈上肌等），使手的三阴经、三阳经舒畅，引血来经，从而起到血荣筋、筋能束骨的功效。

【适应范围】

肩部、背部与胸部的肌筋损伤；局部骨与关节损伤后期，形成肌筋收缩，胸锁肌筋牵制、肩胛横肌筋、咸叉肌的扩张或粘连，肩臂部疼痛，活动受到不同限制等症，均适用。

【说明】

魏氏伤科所指咸叉肌，相当于菱形肌。此导引主要用于肩关节脱位或骨折后，及肩关节周围炎。

对于肩关节周围的伤科疾患，如肱二头肌、斜方肌上部的劳损或肌肉风湿；外邪侵袭导致胸锁乳突肌痉挛，局部疼痛影响关节活动，在手法与药物治疗的同时，亦可采用此导引作为辅助治疗。此外，对于颈椎病周围引起的肩臂部疼痛、沉重无力，此导引也有一定的治疗作用。

2. 插掌反臂导引

【导引动作】

动作准备：患者两足分开站立，稍大于两肩的宽度，两手臂下垂，身体保持正立位不要偏斜。

动作准备：开始时两臂肘部伸直，两手放在正中位（掌心向内），用较快的速度尽力前屈上举过顶。当举到自身最高位置时，两手臂从正中位移向前旋位（掌心向外），然后两臂同时向两侧的外后方向横平放下，直到两臂交叉附于肩胛下部为止。锻炼过程中要注意自然呼吸。

上述动作完毕作为1节。轻症者，锻炼10~20节。重症者，可先锻炼3~5节，再逐渐增加。每日锻炼2~3次。

【导引作用】

伸展束骨筋（肩部周围肌肉），灵活肱肌筋（相当于肱二头肌），使肱桡骨筋（相当于肱桡肌）与肱肌筋各得其位，气血运行。插掌反臂导引时左右分开，有伸展、撕拉的作用，可以舒筋活血、松解粘连。

【适应范围】

肩关节脱位或扭伤，伤后延时多日，或正骨理筋不够得当，致使束骨筋与肩骨（肱二头肌长头）发生收缩，肩关节粘连，臂膊抬举活动限制等；或损伤后肩部肌肉萎缩，手臂麻木，活动限制者，亦可采用此导引。

【说明】

插掌反臂导引为临床上常用的一种导引，在动作中要尽力前屈上举（即插掌），在上举位置上做手臂旋前（即反臂），然后使两肩关节呈水平位向外后下方放下，对于肩关节周围肌肉和关节内的软组织都能起到伸弹、旋转等作用。对于颈背部肌肉活动亦能产生一定的活动作用。

此导引常用于肩关节粘连，肩臂部软组织劳损或风寒湿邪所引起的肩臂部、背部放射痛，或背部斜方肌、菱形肌局部疼痛。

3. 横平抬臂导引

【导引动作】

动作准备：患者两足分开站立（与肩同宽），两手臂下垂。

动作步骤：开始动作时，两臂保持平衡，再逐步外展上抬，当抬到极度位置而不能再上抬时，即放下。放下的同时两手交叉内收。

横平抬臂的速度和强度，可以根据不同病情来调整。如肩部疼痛活动限制，锻炼时用力不能过猛。如肩臂肌肉萎缩，则要求握拳重力横抬。

抬起放下作为1节。轻症者，锻炼10~12节。重症者，锻炼5~10节，然后逐渐增加。每日锻炼2~3次。

【导引作用】

伸展束骨筋、后肩棱筋（相当于冈下肌）及两腋窝弦筋（相当于胸大肌和背阔肌），分化其筋膜粘连，畅通其气血。

【适应范围】

肩关节脱位或肩胛部外伤；甩物不慎肩部扭伤，重点在肩髃筋粘连收缩，轻者疼痛，重者肌肉萎缩，甚者引起全臂麻木、怕冷；肩部前屈后伸可以活动，但横抬无力，可用此导引。

【说明】

横平抬臂导引为肩关节损伤后所常用的导引。肩关节周围炎、肩关节脱位、肩部骨折（肱骨上端骨折、肩胛骨骨折、锁骨骨折等）后期所引起的肩关节粘连活动限制，特别是外展活动限制者，用此导引疗效较佳。

在临床实践中，凡是肩关节外展活动有限制的，内收活动亦多有限制。

因此，在横平抬臂锻炼的同时加入相互交叉、尽力内收的动作导引，对于促进肩关节外展、内收功能的恢复有益。

4. 轮肩导引

【导引动作】

动作准备：患者两腿分开站立（与肩同宽）；或两腿一前一后，前膝屈曲，后腿伸直站立。

动作步骤：开始活动时，健侧之手撑住腰部，患侧之手握拳，肘关节伸直不要屈曲（图 4-8），先由前向后有节奏地轮转 10 圈（图 4-9），然后由后向前，如此反复锻炼。轮转的幅度，根据患者病情和体质逐渐地由小到大。

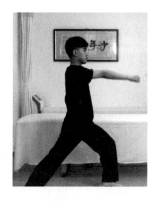 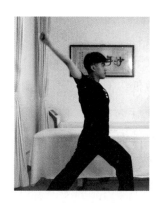

图 4-8　前伸　　　　　　　　　图 4-9　轮后

锻炼时注意健侧腰部必须撑紧，患者肩部放松，手部用力轮肩。前后各轮转 10 圈左右，根据锻炼进度可适当增加。每日锻炼 2~3 次。

【导引作用】

松解束骨筋和肩棱筋的粘连，分化筋膜，畅通气血，改善肩部活动。

【适应范围】

肩关节扭伤筋后，日久引起束骨筋与肩棱筋同时涩滞，肩关节抬举、翻转活动均受限制，症状拖延日久，以致肩部周围肌肉萎缩，可采用轮肩导引。

【说明】

轮肩导引为肩关节活动范围较大的一种导引法，可以使肩关节前、后、上、下都得到活动的机会。如果锻炼得当，可使肩关节迅速恢复功能，但初期锻炼时患者往往用不上力，影响轮肩幅度和效果，因此，在初期锻炼时可由助手协助进行。待患者症状改善并能熟练掌握后，即可由患者自己单独进行。

此导引对于肩关节周围炎、肩部骨折或脱位后所形成的肩关节粘连有较好疗效。患者开始锻炼时可能有酸痛反应，这是正常现象，只要坚持锻炼，遵照医嘱，必将取得理想的效果。

5. 作揖导引

【导引动作】

动作准备：患者两足分开站立（与肩同宽），两手十指交叉扣紧，两肘伸直。

动作步骤：锻炼时两臂用力逐渐向上抬举，当抬到一定高度而不能再抬时，即轻轻放下。为了加强手臂抬举的力量和幅度，在上抬前身体可向前俯，使手臂适当放低。抬起时身体稍向后仰，使手臂尽量举高。

抬起放下作为1节。轻症者，每日锻炼10节左右。重症者活动量须逐步增加。每日锻炼2~3次。

【导引作用】

摩擦肩关节，使杵臼软组织粘连分化，调节腋窝前后弦筋，使其平衡，疏畅细小筋络，恢复气血运行。

【适应范围】

肩关节脱位或骨折后关节粘连，肩关节周围炎或其他原因所引起的肩关节粘连，以及前屈上举活动受限制者，可采用此导引。

【说明】

作揖导引为肩关节上举活动受限制时所常用的导引。对于严重病例，在站立位锻炼由于疼痛不能抬高，可采用平卧位进行。因为平卧位比站立位更能够耐痛，上举时还可借助于重力。当平卧位已经锻炼得比较灵活之后，再改用站立位锻炼。锻炼中必须依靠健侧手臂的力量，来帮助患侧手臂做前屈、上举活动，如能坚持耐痛，疗效更佳。

6. 反扯导引

【导引动作】

动作准备：患者取站立位，使患侧手臂放到身后，然后用健侧之手握住患侧之手（图 4-10）。

动作步骤：将患侧手臂向健侧牵拉活动约 10 次（图 4-11），在牵拉活动时，肩部有疼痛感，以患者能忍受为宜。每日锻炼 2~3 次。

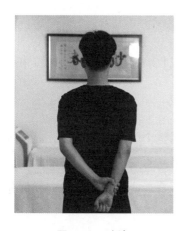 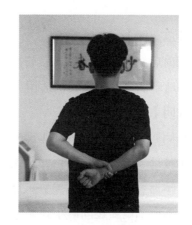

图 4-10　抓握　　　　　　　　　图 4-11　反扯

【导引作用】

可使肩髃筋放松、肩关节粘连松解，并可使臂部肌肉得到松弛。

【适应范围】

肩关节周围炎、肩关节骨折或脱位后关节活动受限制，尤其是旋后活动明显限制者，必须采用此导引。

【说明】

此导引对于肩关节各种疾病所形成的内旋活动限制者均可采用。可以使肩部的肱二头肌、三角肌、肩胛下肌、背阔肌等得到松弛，有利于内旋活动功能的恢复。

7. 提耳侧身导引

【导引动作】

动作准备：两足分开与两肩同宽站立。如患肢为右侧，则右手提起，前臂中部附于头顶心（百会穴），拇指、示指、中指提起左侧耳朵，左手撑腰。

动作步骤：在既不前俯又不后仰的体位上，使身体尽量向左侧屈。如向右侧屈，其方法如前。一般侧屈动作做 20~30 次。每日锻炼 2~3 次。

【导引作用】

疏通手少阳经气血，伸展腋窝前后肌筋，使腋窝前后大小弦筋恢复平衡。

【适应范围】

腋窝前后软组织损伤后，肌筋扩张或收缩，翻转作痛，或腰束筋（腰大肌）扭伤后牵制疼痛等症，均适用。

【说明】

这是侧屈运动导引，其动作部位包括整个胸腰椎及上肢，而颈部予以固定。对于腋部、腰背部损伤后，两侧不平衡，局部疼痛、活动限制，或者脊柱有侧弯畸形者，可采用此导引。脊柱侧弯者应根据侧弯方向，做相反方向的侧屈。侧屈幅度要逐渐由小到大。

8. 撬拳甩肘导引

【导引动作】

动作准备：患者两足分开站立（与肩稍宽），两手握紧拳头，拳眼朝前，肩肘放松沉垂。

动作步骤：锻炼时两拳同时向前上方抬起至要求达到的最高高度，动作要迅速且猛，然后两拳经前方突然向下，猛然后甩。撬拳时上半身稍做后伸，甩肘时上身微向前俯。

以上动作完毕作为 1 节。轻症者，锻炼 10 节左右。重症者，每次 3~5 节。由轻而重，逐渐增加。每日锻炼 2~3 次。

【导引作用】

摩擦关节，撕拉筋膜，分化粘连，扩张肌筋，促使关节灵活、气血流畅。

【适应范围】

陈旧性关节扭伤，筋膜全部粘连，肌肉萎缩；骨折后影响肩关节致筋膜粘连，或有关节偏移现象；日久内滑液与筋膜筋肌粘连收缩，抬举与后伸活动不便者，可用此导引锻炼。

【说明】

此导引作用于肩关节，主要是前屈上举和后伸动作。动作易于掌握，可以在损伤后初次开始导引时用。适用于肩关节上举和后伸活动限制的患者。

在锻炼中必须注意速度，一般要求快而有力，因为在快中可以加大上举和后伸的幅度。如果动作缓慢，患者感到疼痛和使不出力，会影响动作的幅度和效果。

9. 双展翅导引

【导引动作】

动作准备：患者两足分开站立（比两肩稍宽），两手掌交叉在腕部（左手在上或右手在上均可）。

动作步骤：锻炼时两肘伸直不可弯曲，两手臂同时向上抬高超过头顶，然后手心外反，逐渐向两边下落到两大腿中部为止。整个动作使两手臂旋转一圈，两肩关节由内收、旋后和外展的动作组合而成。在锻炼过程中可能出现肩部疼痛和手指麻木，是一种正常反应。

以上动作完毕作为 1 节。每次锻炼 10 节左右。每日锻炼 2~3 次。

【导引作用】

帮助肩关节舒筋活血，松解粘连。

【适应范围】

两上臂部挫伤后，肌筋气血阻滞，局部扩张或稍有肿胀，活动限制，尤其是高举活动受限，而关节内部活动无明显限制者可用此导引。

如果损伤超过 2 周，外形无明显肿胀，可早期用此导引，疗效较好。如果经月不愈、外形肿胀明显，必须加用药物辅助治疗。

【说明】

此导引主要用于上臂外伤后，抬举活动受限，而肩关节本身并无明显病变。如肱二头肌、肱三头肌、三角肌、冈上肌等损伤后活动受限，可早期用此导引治疗，对于促使功能恢复有较好的疗效。

锻炼活动时不能猛抬急落，要求柔和，所转的圈既要圆又要慢，才能使臂膊产生持久张力，肌力得以恢复。

10. 伸弹导引

【导引动作】

动作准备：患者站立，双手十指交叉扣紧，然后前屈抬高到两肩水平。

动作步骤：先使肘关节尽量伸直，当伸到极度位置而无法再伸直时，再使肘关节尽量屈曲至极度屈曲位。伸屈时要求有一定的速度和力量。

一伸一屈作为 1 节。每次 10~20 节。每日锻炼 2~3 次。

【导引作用】

当肘关节不断产生伸屈活动时，可使关节内部瘀血外散消退，润滑筋膜，松解粘连，灵活关节。

【适应范围】

肘关节骨折脱位及软组织损伤后，关节粘连，伸屈活动限制者可用。肘部损伤后局部血瘀，肿胀不退，早期采用此导引可帮助消肿和功能恢复。

【说明】

此导引为肘部常用导引，在伸屈锻炼时手臂必须保持与肩部的水平位，才能起到应有作用，同时要依靠健侧手臂的力量来协助患侧肘部做伸屈运动。肘关节损伤后屈伸活动限制，在治疗中想要愈合，须依靠患者自身锻炼来恢复功能，不宜妄施手法，以防引起骨化性肌炎。伸弹导引也称合掌导引，不仅对于伸屈作用较佳，对于前臂旋转活动的恢复亦有帮助。

11. 弹拳导引

【导引动作】

动作准备：患者取站立位，两足分开与肩同宽，双手握拳，先调整呼吸，然后开始锻炼。

动作步骤：两拳及前臂在旋后位（掌心向前），手臂用力，猛然上屈。上屈时身体要轻度后仰，以增加上屈的力量，然后身向前俯，手臂向后用力甩直。上屈下甩时必须用力，局部有轻度疼痛反应，这是正常现象。

一上一下作为 1 节，每次 10~20 节。每日锻炼 2~3 次。

【导引作用】

可使肘关节产生较重的摩擦作用，以舒筋活血、松解粘连、灵活关节。

【适应范围】

肘关节骨折损伤后期，骨折已经愈合，肿胀消退，而关节却呈强直状态，屈伸不利者适用。

【说明】

弹拳导引对于肘关节的身躯活动量比较大。肘部悬吊的患者，必须待骨折愈合后方可应用。上屈时两拳必须紧对两侧肩头，后甩时肩部放松，手和下臂用力。

12. 握拳导引

【导引动作】

动作准备：患者取站立位或坐位均可，受伤一侧的患肢紧紧握拳。

动作步骤：锻炼时先向上屈肘，再向下猛捶，犹如捶地状，上屈下捶由轻而重。

一屈一捶为 1 节。轻症者，锻炼 15~30 节。重症者，锻炼 5~10 节，以后酌增。每日 2~3 次。

【导引作用】

伸缩筋膜，伸长与扩展筋络，灵活关节。

【适应范围】

肘关节内部损伤，曲楸筋（相当于肱二头肌）与肘骨筋（相当于肱三头肌）失去平衡或筋扭、筋胀，肘关节屈曲而不能伸直者，均适用。

【说明】

此导引主要用于肘关节软组织损伤，肘部不能伸直。锻炼时，力量重点放在下捶上，往下一捶时拳头必须用力，以帮助肘关节伸直功能的恢复。

13. 滚拳导引

【导引动作】

动作准备：患者取站立位或坐位，双手紧紧握拳。

动作步骤：锻炼时两肘部屈曲，手臂相对，置于胸前（图 4-12），然后双拳从胸前由内向外推滚（图4-13）。在推滚过程中要使两拳由背侧至尺侧、掌侧和桡侧都能够发生相对接触，做圆圈滚动（图4-14和图4-15）。由内向外滚动一圈后，再做反方向的推滚，即由外向内，也同样滚动一圈，要求如前。如果患者腕关节活动限制，锻炼后可趋灵活。

由内向外，再由外向内的滚动完毕作为1节。轻症者，锻炼10~20节。重症者，锻炼由3~5节起渐增。每日锻炼2~3次。

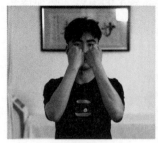 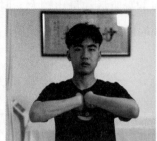

图4-12　屈肘　　　　　　　图4-13　滚动内收

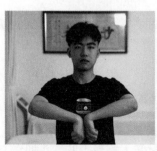 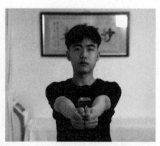

图4-14　滚动旋下　　　　　图4-15　双拳向对

【导引作用】

摩擦腕部所有骨节，润滑筋膜，使筋络气血疏通，松解粘连。

【适应范围】

凡腕关节及其周围骨折或骨位错动，筋络扭伤，形成腕关节伸屈、旋转等活动障碍者，可采用此导引。

【说明】

滚拳导引作为临床上常用的导引之一。严重的Colles骨折后发生腕关节粘连较多，为了恢复功能，除手法外，再采用此导引，可取得较好的疗效。

14. 撑掌导引

【导引动作】

动作准备：患者取站立位或坐位均可，两手十指交叉扣紧。

动作步骤：屈肘向里是指手掌贴于胸前，然后两手拇指旋前向下，使手掌外翻，两肘臂渐渐伸直，将手掌向前方推出。在推直的过程中，手指必须始终扣紧，不能松弛，推直的程度以手腕疼痛能够忍受为止，再将两手旋至正中位，收回至胸前，准备做第二次动作。

一次动作完毕作为 1 节。轻症者，锻炼 10~20 节。重症者，锻炼 5~10 节为宜。每日锻炼 2~3 次。

【导引作用】

使腕关节骨节产生摩擦作用，增加关节滑液，松解粘连，恢复关节功能。

【适应范围】

腕关节损伤日久以致局部出现血瘀者；或骨折后期，腕部筋膜粘连，腕关节屈伸旋转活动受限者均可用之。

【说明】

此导引亦称挣弹导引，用于腕部骨折或挫伤后所导致的腕关节活动限制者。早期症状严重，可使用滚拳导引。若有困难，可先采用此导引，待症状改善后再配合滚拳导引，以恢复关节功能。腕关节外伤后肿胀消退，而背屈功能限制者，可用此导引。

15. 金鸡点头导引

【导引动作】

动作准备：拇指屈至掌心，然后四指扣紧压住拇指握拳。

动作步骤：前臂置于正中位，拳头尽量向桡侧上抬到极度，然后向尺侧屈至极度。在锻炼中完全要依靠腕部用力，手不可松开。

一抬一屈作为 1 节。轻症者，锻炼 15~30 节。重症者，锻炼 5~10 节，可逐渐增加。每日锻炼 2~3 次。

【导引作用】

可伸展反关脉筋（桡侧肌腱）和反关横肌筋（外展拇长肌、伸拇短肌），防止粘连。

【适应范围】

桡侧腱鞘炎或腕部损伤后，腕关节向桡侧或尺侧活动受限等症，均可用此导引锻炼。

【说明】

此导引临床上用于腕关节侧向活动受限，配合外洗药物疗效更佳。损伤急性期禁止使用。

16. 撑指导引

【导引动作】

动作准备：患者取站立位，或坐位，或卧位均可，两手十指末节指腹紧紧相对，手指微屈（图4-16）。

动作步骤：在上述位置上，十指同时平均用力，尽量将手指撑开（使手指过伸）（图4-17）。

一屈一松（一松一紧）作为1节。轻症者，锻炼10~20节。重症者，锻炼5~10节。每日锻炼2~3次。

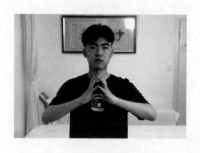　　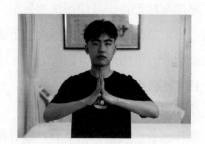

图4-16　手指相对　　　　　　　　图4-17　手指撑开

【导引作用】

使手指骨节舒筋活血，松解粘连。

【适应范围】

凡五指14节的一个或几个关节以上过劳后，指节内部受伤，屈曲日久以致筋膜粘连不能伸直者，可采用此导引锻炼。

【说明】

撑指导引亦称合掌导引，临床上常用于扳机指和弹响指，手指疼痛不能过伸，采用此导引配合洗方或外擦药水，有一定的疗效。此外，对于手指损伤、屈曲不能伸直者，用此导引疗法亦佳。

17. 搓掌导引

【导引动作】

以核桃两个，放在患侧手心内，然后以手指动作使两个核桃前、后、左、右滚动，按顺时针方向转动后，再按逆时针方向转动。

【导引作用】

可锻炼手指关节的伸屈及左右旋转等动作，舒筋活血，恢复关节功能。

【适应范围】

手指骨折、脱位、伤筋，或其他外伤后所引起的手指关节功能障碍。

【说明】

此导引在我国民间早已广泛使用，可以使手指关节通过锻炼后感到灵活、轻便、有力。手指各种损伤后，很易发生关节强直硬化，在不影响骨折或伤口愈合的情况下，应该及早开始导引锻炼。此导引对于防止关节强直、促进功能恢复非常重要。

六、下肢导引

1. 分足导引

【导引动作】

动作准备：两足合并站立，身体挺直站立，两手虎口张开撑腰，拇指紧按肾俞穴，两手小鱼际按在髂骨上缘，撑腰的力量不要太大。头端正，双目向前平视，呼吸自然。

动作步骤：两足尖同时分开45°，继而两足跟再向外分开与足尖呈垂直位置。重复以上动作3次。3步动作完毕，稍作停留，约呼吸10次的时间，然后按照原来分开的步法，相反地先由足尖合并，再跟部垂直，如此3次复回原位。

以上动作完毕作为 1 节。一般做 5~10 节，每日锻炼 2~3 次。

【导引作用】

使两髋关节产生摩擦作用，两大腿肌筋得到伸展，舒筋通络，使下肢关节更灵活。

【适应范围】

髋关节外伤后，内部筋膜粘连，外部筋络收缩，或瘀络凝结在胯臼范围内，以致下蹲和起立不便者，可用此导引。

【说明】

分足导引是依靠两足分开和合拢的动作，增加两髋关节的摩擦，起到分解粘连、灵活关节的作用。对于髋关节损伤后内旋、外展活动限制者可选用。

锻炼中如有微痛反应，仍可坚持进行。如疼痛严重，须停止导引，加用药物治疗，待疼痛减轻后，再继续进行。

2. 分足侧膝导引

【导引动作】

动作准备：在分足导引两腿分开的位置上，开始做侧膝的动作。

动作步骤：右膝关节和髋关节微屈，身体重心移向左侧。然后左膝关节微屈，使身体的重心移向右侧，两侧交替进行。

膝髋微屈的程度，以腰膝有较明显酸痛为宜。另一侧下肢必须伸直，躯干重心要摆正，避免前倾后仰及左右侧斜。

重症者，左右各侧膝 5~6 次，轻症者，须适当增加，1~2 个月为一个疗程。每日锻炼 2~3 次。

【导引作用】

可以散开瘀络、松弛筋络、活血强筋，增强腰髋膝关节的支撑力和灵活性。

【适应范围】

骨盆、腰椎和髋关节部位损伤，或胯线（骶髂关节）骨缝损伤后，关节和筋膜粘连，气血凝结而致关节骨缝失去灵活性，坐立、转侧、行走不利者，可适用。

【说明】

这是一种力量较重的导引。在锻炼过程中会出现腰腿酸痛的反应，坚持多次锻炼后，这种反应会逐渐减轻或消失，随之产生轻松的感觉。

对于腰骶部扭伤或劳损，髋部扭伤；或骨盆损伤后，腰骶及骶髂关节活动限制；或髋关节外伤后活动限制者，可选用此导引。股四头肌萎缩者，亦可用此导引促使肌力恢复。

3. 甩腿横展导引

【导引动作】

动作准备：两足分开站立（与两肩同宽），双手撑腰，两目向前平视，亦可健侧扶持稳固物体。

动作步骤：下肢伸直，健侧下肢站稳，患侧下肢缓缓提起离地，先前后踢动（图4-18和图4-19），再左右横展摆动所有动作（图4-20和图4-21），包括前屈、后伸、内收与外展活动。如两侧关节均有疾病，则两侧均轮流锻炼。

当一侧下肢离开地面做各种动作时，身体重心必须移向站立一侧。活动时要掌握一定的速度，防止跌倒。

前后踢动和左右摆动完毕作为1节。一般做5~10节，每日锻炼2~3次。

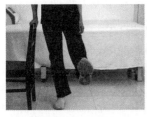 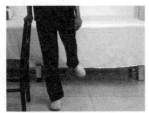

图4-18　前屈　　　　　图4-19　后伸

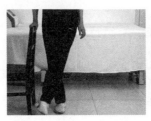 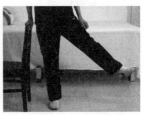

图4-20　内收　　　　　图4-21　外展

【导引作用】

分解髋关节内部粘连，舒筋络血，增加关节腔滑液，不断扩大关节活动范围。

【适应范围】

髋关节跌扑、震动、扭伤、移位，内部垫膜、筋膜滑液不能润滑而致关节涩滞粘连，髋关节前后左右活动限制，或关节疼痛等症，均适用。

【说明】

此导引主要是促使髋关节的前屈、后伸、内收与外展活动。一侧不适，只练一侧。双侧同病，须两侧交替锻炼。交替活动时，须掌握好身体的重心，以维持肢体平衡。如自身锻炼有困难，可在别人搀扶下锻炼。锻炼时要有一定的速度，有了速度才能有一定的高度和加大左右活动范围。

此导引不仅对髋关节有作用，对于腰部亦能起到锻炼作用，初练时关节内可能有疼痛感，或有酸胀反应，无妨，仍可继续锻炼。此导引可配合药物治疗。

4. 平衡三挺导引

【导引动作】

导引准备：两足分开站立（与两肩同宽），两手握拳贴附于腰部。

动作步骤：两膝逐步屈曲下蹲，同时两手逐步向前伸展，并在伸展的同时收腹放开拳头，手心向下。当下蹲到髋关节不能再屈曲时，稍停片刻。然后手心翻转向上，逐步握拳，收回到腰部，同时缓缓站立，恢复原位。锻炼时，忌屏气、嬉笑，以防脏腑受伤。

下蹲和站立完毕作为1节。一般做5~10节，每日锻炼2~3次。

【导引作用】

调节筋膜，疏通经络，有运行气血之功。

【适应范围】

两髋关节受伤后，关节失去摩擦力，动作不灵活；两腿麻木，膝部灵活失常，可用此导引。

【说明】

此导引主要帮助髋膝关节活动，凡髋关节各种损伤后期，关节活动功能有所限制者均可运用。若两髋关节均有病变，患肢站立不稳或有困难者，可在助手协助下进行。

此导引由于上肢和腰背部均有活动，故对于腰背损伤、腰酸背痛不能久立和久坐者，亦有一定作用。

5. 里合外展导引

【导引动作】

动作准备：患者取仰卧位，两足尽量分开。

动作步骤：足尖用力向内合（即尽量内旋），然后尽力外旋。如一侧髋关节病变，则锻炼一侧；两侧髋关节病变，则两侧同时锻炼。锻炼时，不要屏气，足部用力，臀部放松。

里合外展作为1节。一般锻炼50节以上，并根据症状不断增加。每日锻炼2~3次。

【导引作用】

润滑关节腔，松弛肌肉和灵活关节。

【适应范围】

损伤后期髋关节粘连，髋臼失去灵活性，关节周围筋肌收缩，局部肌肉萎缩等症，可适用。

【说明】

此导引一般适用于外伤后髋关节活动限制的早期患者，若后期通过锻炼活动范围增大，可起床站立，做甩腿横展导引。

经过一段时间后，酸痛消失，再运用分足侧膝导引和蹲膝导引，不断增加导引量，逐步使髋关节活动趋于正常。

6. 单展膝、双展膝导引

【导引动作】

动作准备：患者取仰卧位，两膝关节取伸直位或屈曲位。

动作步骤：单展膝导引，一腿（健侧）保持伸直位不动，患腿抬起将足跟搁在健膝关节上，使患侧在屈膝位置上，逐步尽量外展。双展膝导引，两足合并踏在床面上，然后两膝尽量分开外展，到最大限度后，再将两膝合拢到原位。

单展膝每次外展完毕作为 1 节，双展膝分开合拢作为 1 节。一般做 10~12 节。每日锻炼 3 次。

【导引作用】

摩擦髋关节，增加关节滑液，疏通经络，伸展两大腿囊筋（内收肌）。

【适应范围】

髋关节损伤，或耻骨横肌筋（耻骨肌）与囊筋（内收肌）衔接处受伤，日久形成大小筋络收缩，甚至筋膜粘连、络道闭塞、酸痛麻木等症状；或两腿肌肉萎缩，均可用此导引。

【说明】

这是屈膝外展的导引。在临床中，我们经常见到的内收肌扭伤或劳损，髋关节屈曲外展活动限制，或髋关节损伤而外展不利者，均可用此导引。此外，有部分腰椎间盘突出症且"4"字试验阳性者亦可应用。但如骶髂关节疾病所引起的活动限制者，则不宜用之。活动时主要依靠肢体本身的重量和动作，切勿强加外部压力。

7. 弹膝导引

【导引动作】

动作准备：两足并拢站立，两膝关节屈曲，患者弯腰，以两手心按扶于两膝髌骨上。

动作步骤：两膝同时用力，使膝关节猛然向后挺直，从屈曲位变为过伸挺直位。在猛然向后挺直时动作中，两足所站的位置也会跟着向后移动。突然挺直时，膝关节可能有活动响声，或稍有疼痛感，都是正常现象。

一屈一挺作为 1 节。轻症者，锻炼 5~10 节。重症者，锻炼酌减。每日锻炼 2~3 次。

【导引作用】

调节膝关节内外筋膜平衡，挤出膝关节内积留瘀血，润滑筋膜，分离粘连，灵活关节。

【适应范围】

凡膝关节各种损伤后，筋膜收缩粘连，关节涩滞，伸屈不利；或膝关节外部筋络失去平衡，髌骨周围筋膜粘连等症，均可采用。

【说明】

此导引用于膝关节损伤后期不能过伸者。关键在于猛然挺直，也就是从屈曲位迅速变为过伸位，在这个快速的动作中，要使膝关节产生一种弹性过伸的动作，才能起到应有的作用。膝关节损伤后，肿胀疼痛明显者，不宜应用。

8. 和膝导引

【导引动作】

动作准备：患者站立，两足两膝并拢，然后使下肢呈半屈膝位，腰臀部微向前屈，两手心扶在两膝髌骨上。

动作步骤：手扶两膝从左至右按顺时针方向环转，再由右向左按逆时针方向环转。环转时动作要慢而柔和，顺势进行，不能过猛，使膝关节周围能产生摩擦，同时两手扶按髌骨时要扶紧着实，并起到推动和环转的作用。

左右各环转 5 次作为 1 节，一般做 3~5 节。每日锻炼 2~3 次。

【导引作用】

调节膝关节筋络，以左引右，以右引左，以前引后，以后引前，使膝关节更加灵活、恢复平衡。

【适应范围】

膝关节各种扭伤后期，行走屈曲不便，前后左右偏于一侧疼痛，或有一侧发冷发热感；膝关节劳损，关节酸痛、活动涩滞，上下楼梯不便者，均可采用。

【说明】

这是增加膝关节环转活动的导引。对于膝关节骨折后期的关节粘连，或软组织损伤及劳损后期，膝关节活动限制者均可采用。

对于膝关节疑有半月板破裂，慢性滑膜炎浮髌试验阳性者，或有韧带撕裂未愈合者，以及膝关节慢性炎症，周围灼热掀肿者，均不宜采用。

9. 扣膝导引

【导引动作】

动作准备：分为坐位式与卧位式两种。

（1）坐位式：坐于长凳上，膝关节以下置于凳外。

（2）卧位式：仰卧于床上，膝关节以下置于床沿外。

动作步骤：依靠下肢力量，使膝关节不断做伸屈动作，但以屈曲动作为主。

一伸一屈作为1节。一般30~50节。一侧不适练一侧，两侧同病练两侧。

【导引作用】

活血化瘀，润滑与松弛筋膜，灵活膝关节，增强膝关节周围筋肌力量。

【适应范围】

膝关节损伤后，筋膜粘连，屈膝活动限制，或膝关节突然屈曲不灵等症，均适用。

【说明】

此导引可使膝关节做伸屈运动，用于膝关节损伤中后期屈曲不利。对于损伤后产生股四头肌萎缩者，亦有疗效。可在足背加0.5~2.5千克沙袋。

坐位与卧位，以卧位较佳，因为卧位在上，可依靠自身体重，增加膝关节力量，疗效比较好。进行此导引锻炼后，伸屈活动改善，再加用和膝导引，可使膝关节及早恢复功能。

10. 顿膝导引

【导引动作】

动作准备：两足分开（与肩同宽）站立于墙前，足跟距离墙根约一足的长度，头部与背部可贴靠于墙壁。

动作步骤：背部贴墙徐徐蹲下，两手附于两膝上，自然呼吸10次左右，再慢慢站起。锻炼时可能有气逆或两膝酸软沉重的现象，这是正常反应，可继续锻炼。

一般下蹲5次左右，每日2~3次锻炼。

【导引作用】

扩张膝内垫膜、筋膜，调节血液循环，起疏通经络、强健肌肉的作用。

【适应范围】

凡两膝疲劳过度，或风寒外邪侵入经络；或伤后筋驰，行走时膝关节无力；或伴有响声，不能持久站立；或病后膝软不能行走，形成"软膝病"者，均可应用此导引。

【说明】

此导引可用于膝关节外伤后下蹲困难，用后能增加膝关节屈曲度。另外，可用于膝关节活动无限制，而膝部软而无力、肌肉萎缩，形成痿证者，用后可恢复下肢功能。锻炼时背部靠墙，可以防止患者跌跤。

如单侧有病，在下蹲时应注意掌握好重心，要偏向患侧；如果偏向健侧，就会影响对患侧所起的作用。

11. 滚足导引

【导引动作】

动作准备：患者取坐位，用毛竹筒一段或者啤酒瓶一个，双足或单足踏在上面。

动作步骤：两足用力踩在上面做前后滚动（图4-22，图4-23和图4-24）。如一侧有病，则依靠健侧力量来帮助患侧前后滚动。如两膝有病，前后滚动有困难，可在毛竹筒内穿一根绳子，握在手中以协助膝关节做前后滚动。

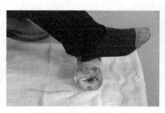 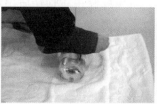 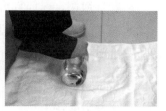

图 4-22 滚足跟　　　　　图 4-23 滚足弓　　　　　图 4-24 滚脚掌

一般前后滚动 40~60 次，每日锻炼 2~3 次。

【导引作用】

舒筋活血，分离粘连，活动膝踝关节。

【适应范围】

凡膝踝关节损伤后，关节失去灵活者，可用此导引。久病之后，血液循环不佳，踝部足背和足跖等不灵活者，亦可采用。

【说明】

滚足导引在导引疗法中有悠久的历史，元朝危亦林早已应用于"治下肢筋挛缩不能伸，久当有效"。这一导引方法必须持久锻炼，才能取得效果。

12. 跪足导引一法

【导引动作】

动作准备：患者采取跪膝位，单足损伤则一侧跪下，两足损伤则两侧跪下。

动作步骤：脚趾伸直呈跖屈位，脚背贴在地面上，用臀部坐于足跟上，一起一落地活动踝关节，使之不断增加过伸动作。

臀部一起一落作为 1 节。连做 10 节左右，每日锻炼 2~3 次。

【导引作用】

分离粘连、松弛收缩的大腿，灵活关节。

【适应范围】

踝关节骨折脱位等外伤后，骨位失去平衡，内部筋膜粘连，足背和踝关节伸屈活动限制者，均适用。

【说明】

跌打损伤，踝部骨折，脱位或软组织损伤后出现踝关节粘连，且跖屈活动限制者，可用此导引锻炼。在锻炼中可有轻重不同的疼痛反应，如反应过重，则臀部坐落时不要过重。

13. 跪足导引二法

【导引动作】

动作准备：与跪足导引一法相同。

动作步骤：跪足，五趾掌面着地，臀部坐于足跟上面，不断向下做挤压活动。单足有病则跪单足，双足有病则跪双足。

臀部一起一落作为 1 节。连做 10 节左右，每日锻炼 2~3 次。

【导引作用】

松弛承山筋（腓肠肌）及水泉大筋（跟腱）的筋缩，使前后大筋达到平衡。

【适应范围】

足部损伤后足跟不能着地，重者引起承山筋胀痛，后侧水泉大筋（跟腱）收缩，或附着于内外踝的筋膜粘连，行走时跛行明显。

【说明】

跪足导引第一步为跖屈动作，跪足导引第二步为背屈动作。凡足部或踝部损伤后引起小腿后侧肌肉或跟腱挛缩，踝关节背屈活动限制，行走时不利，可采用此导引。初练时可能有疼痛反应，如有肿胀在锻炼时可加用洗方。

14. 翻足导引

【导引动作】

动作准备：患者取坐位或站位，两足并拢。

动作步骤：两下肢同时用力，使两足做内翻活动，幅度由小到大。一般先采用坐位，待症状改善后，再取站立位，站立位时须两手撑腰或在扶拐杖下进行，以防跌跤。

一般做 10~20 次。每日锻炼 2~3 次。

【导引作用】

可使足部骨位产生摩擦，而起到分解筋膜粘连、祛瘀通络的作用，使足部骨位恢复平衡。

【适应范围】

足背与踝关节损伤后，内翻活动限制者；横枢骨（舟骨）内侧隆起，足面骨（跖骨）与横枢骨粘连，失去活动功能，患病较久者，均适用。

【说明】

此导引对于痉挛性平足、踝关节内翻活动限制者有良好的疗效。痉挛性平足一般均须用手法矫正和夹板固定，但在手法固定之前或固定之后，采用此导引，对于促进功能恢复和巩固疗效有很大的帮助。对于踝关节损伤后，内翻活动限制者也有很好的效果。锻炼时必须先用外洗方剂，待局部放松后，再开始锻炼。

第五章

魏氏伤科
治伤手法

中医骨伤科学历史悠久，其中伤科手法是较早的治疗方法，它起源于人类原始的抚摩伤肿的本能动作。《内经》最早记载了经络气血不通、肢体麻痹不仁应用手法按摩治疗的记录。此后，历朝历代的著名医学典籍中均有手法应用的记录。直到清代《医宗金鉴·正骨心法要旨》提到"手法者，诚正骨之首务哉"，更明确突出了手法在中医骨伤科的重要作用。

第一节
伤科手法简史

手法，或称手治法，为医者用双手操作的各种术式，是作用于患者体表不同部位进行检查和治疗的一种外治法。

伤科手法起源于人类原始的抚摩伤肿的本能动作。《黄帝内经》中"导引按跷"以及《素问·血气形志》中记载"……形数惊恐，经络不通，病生于不仁，治之以按摩醪药"，即为经络气血不通、肢体麻痹不仁时应用按摩治疗的记录。

晋朝葛洪《肘后方》中记录颞颌关节脱位"以指牵其颐，以渐推之则复入"的复位手法。隋朝《诸病源候论》也有"按摩导引，令其血气复也"为运用手法按摩促进气血流通而使损伤修复。至唐朝《仙授理伤续断秘方》中已有"拔伸""捺正"的手法记载，此为典型的正骨手法。

宋朝《圣济总录》则记载按摩捋捺能"令百节通利，邪气得泄"，书中还提到"凡坠堕颠扑，骨节闪脱，不得入臼，遂致蹉跌者，急需以手揣搦，复还枢纽。次用药调养，使骨正筋柔，荣卫气血，不失常度，加以封裹膏摩，乃其法也"，提示手法可起到排正筋骨、通利百节、驱除外邪、还复枢纽的作用。

元朝危亦林最早应用麻醉下施行手法，在手法中着重使用"拽法"（拖拉牵引）和"搦法"（持拿骨端使之复位）相互结合、相辅相成。

明朝异远真人《跌损妙方》及王肯堂《证治准绳》则记录颈项损伤"抬往上掇"及"令患人卧床上，以人挤其头，双足踏两肩即出"的牵引复位法。

清朝《医宗金鉴·正骨心法要旨》提到"手法者，诚正骨之首务哉"，更明确突出了手法的重要作用，提出了正骨八法"摸、接、端、提、推、拿、按、摩"。钱秀昌《伤科补要》更明确提出"医者，心明手巧，知其病情，善用手法，治之多效，若草率不较误人非浅"。强调应先辨清病情后，再采用熟练的手法，绝不可草率施之。

从上述文献记载回顾，中医骨伤科治疗手法经历代医家不断丰富、完善，逐渐形成一门独特的治疗方法。

魏氏伤科手法是在家传的基础上不断实践、创造、发展，并吸取古代手法的精华加以演变而成，也是古代医家经验的继承和发扬。

第二节
魏氏伤科手法定义和适应范围

伤科手法是医者使用双手作用于患者体表部位施行各种不同的动作，来检查病情和进行治疗的一种外治方法。

伤科手法可以分为两个部分。第一部分是检查部分，主要是用手来摸触。中医在传统上都是依靠手法来触摸检查判断病情，从而作为治疗依据。例如，跌打损伤后发生的骨折、脱位、软组织损伤等不同情况，均需用手来触摸和体会，从而作出正确的诊断。第二部分是治疗部分，在伤科疾患中，不论是骨折、脱位，还是软组织损伤和伤科杂症等，手法治疗都是不可缺少的一个重要环节，要依靠手法进行正骨理筋，以促使损伤修复和功能恢复。对于有些内伤，在药物治疗的同时，也往往需要手法作为辅助治疗，以提高疗效。

第三节
伤科手法的治疗作用

魏氏伤科创始人魏指薪将手法的作用总结为能触摸其外，测知其内；能拨乱反正，正骨入穴；能使经筋归复常度；能开气窍引血归经。手法的具体治疗作用概括为下列 3 方面。

一、正骨理筋，拨乱反正

正骨理筋是伤科手法最主要的治疗作用。正者，正其不正也。其一是将"截断""碎断""斜断"之骨正复，通常使用手法为《仙授理伤续断秘方》记载的"拔伸""捺正"手法。"拔伸"即为牵引，将重叠的断端拉开，然后用"捺正"手法使断端接合整齐，复归于正。其二是使因伤而致的两骨间骨位改变并脱离原先正常窠穴的脱骱纠正，恢复正常关节连接。常用方法有拔拉、掀压、晃摆、捺推、展收等手法。理者，整理也。理筋乃是通过顺筋、捋筋、拨筋等诸多手法，使肌筋复归正常位置，功能恢复正常。然而正骨与理筋两者紧密相连，某些骨折在复位时，常常因为软组织的扭转或嵌顿不能复位，须先用手法理筋，然后才能顺利地使断端复位，否则筋不柔，骨不能正。

伤科正骨理筋手法还对"骨错缝""筋出槽"有独到的治疗作用，临床应用往往有立竿见影之功效。"骨错缝""筋出槽"是中医骨伤科特有的病名诊断，前者指《医宗金鉴·正骨心法要旨》中所描述之"骨缝开错""骨节间微有错落不和缝"；后者为伤筋的一种特殊病理状况，是指损伤致肌腱等发生滑脱，或解剖位置有所变化，并影响功能活动。《医宗金鉴·正骨心法要旨》中所谓"筋之翻、转、离"等类似此种情况。

针对"骨错缝""筋出槽"，手法有独特的治疗作用，往往有立竿见影之效。《医宗金鉴·正骨心法要旨》云"或因跌扑闪失，以致骨缝开错，气血郁滞，为肿为通，宜用按摩法，按其经络，以通郁闭之气；摩其壅聚，以散瘀结之肿，其患可愈"，明确提出了骨错缝时气血瘀滞，局部肿痛，可施手法，通气散瘀，使骨节合缝而痊愈。同样筋出槽移位，手法能迅速使筋复原位。值得注意的是，"骨错缝"与"筋出槽"在病理上是相互影响、密切联系的。骨缝错位使局部束骨之筋损伤，筋伤也可使骨缝处于交锁错位，故手法治疗上，两者往往合而治之。《伤科汇纂》有云："大抵脊背筋离出位，至于骨缝裂开，将筋按捺归原处，筋若宽舒病体轻。"这即为通过理筋手法使经络宽舒，骨缝参差得以纠正，疼痛肿胀得缓，肢体功能得以恢复。

理筋手法还能缓解层状肌，适用于软组织损伤所致的局部肌肉痉挛、疼痛。诸多损伤可导致肌肉痉挛，使相邻关节运动受到限制，手法可松解痉挛，放松肌肉，从而消除疼痛。此外，临床上也常见损伤关节粘连，此时可运用理筋手法来松解粘连，使关节活动恢复正常。

二、疏通经络，调和气血

魏指薪云："一个正常人，卒然损伤，气血必乱，随之经络气血运行失去常度。"这是指正常人体如受到突然外力损伤或内伤，皆可致经络气血凝滞，不得宣通，或者循行不畅，因而或有体表部位发生肿胀疼痛，甚至影响脏腑功能不和。同样，软性损伤如软组织损伤也会导致瘀积气滞，以致经络闭塞，气血之道不得宣通，而引起疼痛、轻微肿胀和活动受限等症状。针对上述症状，手法治疗"按其经络，以通郁闭之气，摩其壅结之肿"，可使经络通畅，引血归经，气血循行有方。

损伤之后或病久失调，经络壅闭，可致全身气血或偏盛或偏虚，而失于平衡。虚者，脏腑气血不足，出现各种劳损、筋骨痿软、麻木失用、骨质疏松症状；实者则为气机壅遏、血运阻滞等复生各种痛证，如气滞血瘀痰凝、风寒湿邪痹阻而出现肿胀疼痛等症状，这时都可通过宣通补泻手法促使脏腑及肢体气血调和，有利于身体功能恢复。伤科具体补泻手法在理筋及内伤手法上通过方正刚劲及圆融柔和不同、手法轻重不同、手法操作循经顺逆不同、手法操作频率徐疾不同来体现。临床常用手法或补虚为主，或泻实为主，更多手法为补泻兼施。

伤科手法调和气血的作用，还表现在手法行气利血、消散血肿的作用上。急性损伤，血离经脉停积，局部形成血肿，如膝部的髌上滑囊血肿、肘部血肿、脚踝部损伤后局限性血肿，通过挤压手法，可使血肿沿周围肌间隙迅速扩散，促进疼痛迅速缓解，以利于后期机体功能恢复。

三、祛风散痛，温经通络

风寒湿外邪可外袭肌表，或留注经络，或凝结骨节，以致经络气血不得宣通，产生酸楚、疼痛、麻木、肢体沉重、关节活动不利等症状，严重者骨骼变形等。如外感风寒，颈项背部疼痛可运用拿捏手法，发汗解表散寒；而腰背部督脉经部位疼痛则可运用按推等手法，温经通络。正如《素问·举痛论》所讲"按之则热气至，热气至则痛止矣"。通过手法治疗，可促进局部血液循环，舒畅筋节。

第四节
伤科手法的种类

清朝《医宗金鉴·正骨心法要旨》中对手法种类作了归纳分类，分为"摸、按、端、提、按摩、推拿"等正骨基本手法。骨折及脱位复位手法或拽离而复合，或推就而复位，或正其邪，或完其阙，多非一法所能奏效。故手法虽有分类，但临床上实际多相互配合应用。

魏氏伤科手法分类有摸、提、拨、拉、晃、推、拿、接、端、按、摩、揉等12种常用手法，这些手法部分有属于诊断方面的，但主要是骨折和脱位的整复手法。整复手法运用前首先要了解骨折、脱髋伤情，注意对比观察，其次需手法纯熟轻快，最后从整复手法而言，总体分为三种动作——拔伸、端正和推上，故应讲求技巧、掌握力度方向、整复角度等，整复手法后注意复查。软组织损伤手法是在上述手法基础上加以演变，单式手法有 16 种，复式手法有 18 种。

一、整复常用手法

1. 摸法

摸法为检查诊断手法，列诸手法之首。清朝《医宗金鉴·正骨心法要旨》中讲"以手扪之，自悉其情""筋歪，筋正，筋断，筋走""先摸其或为跌扑，或为错闪，或为打撞，然后依法治之"。所以摸诊为手法之首，通过摸诊来辨证，然后施行手法治疗。

2. 提法

提法常用于骨折及脱位整复，用双手或一手，得陷下之骨提出，使下陷复起以复位，或用器具辅助完成。软组织损伤手法中，提法主要是向上提，如治疗颈椎痛时需提头部；治疗腰背部疼痛时要提腋部或下肢。提法轻重需掌握恰当，偏重者轻提，则病莫能愈；轻者重提，则旧虽去，而又增新患矣。同时，提法应用在力量上强调持续用力。

3. 拔法

拔法即拔伸牵拉法，骨折或脱位后，因外力损伤或筋肉收缩，骨折端发生交错位移或关节脱节，治疗时需用拔伸牵引使其伸展分离。使用拔伸法需顺势而为，用力适度，以免造成损伤之外新的筋络、骱囊损伤。

4. 拉法

拉法治疗骨折脱位常与拔法合用，以牵拉复位。拉法常需要在助手配合下进行。对于脊柱骨折者，沿脊柱纵轴的四肢牵拉或对抗牵拉，以利于脊柱骨折复位，腰背部酸痛者，通过俯卧平行用力牵拉，可拉直筋络，以配合其他按揉顺筋手法治疗。

5. 晃法

晃法即为晃动法，多用于骨折或脱位，骨折断端软组织嵌顿或移位骨片（块）嵌入关节，或脱位关节被肌腱、筋膜及关节囊嵌夹。此时要在提拉的同时应用晃法，解除嵌夹，顺利复位。骨折复位后尚有部分移位的，根据移位情况，做前后、左右摇晃，以纠正骨位。

6. 推法

推法在骨折脱位治疗时为单向用力推捺，在拔拉后应用推捺法，使骨折端及脱骱推而入位，即"以手推之，使逐旧处也"。推法治疗软组织损伤则为用拇指指端、大小鱼际及掌根部位在病变体表上下、前后、左右来回推动，以放松肌肉、疏通经络气血。具体分为单手推、双手推及双手八字推。推法分为平推（手掌放平推）、侧推（大小鱼际推）、顺推（顺经络走向）、倒推（反经络走向）。平推较轻，侧推较重；顺推为补，倒推为泻。推法一般应用于放射性疼痛和长形肌的痉挛疼痛治疗，或者作为强刺激手法前的诱导手法和之后的舒缓手法。

7. 拿法

拿法为一手或双手拿捏患者筋肉，逐渐捏紧，然后放松。拿法分为三指拿、四指拿或五指拿。拿时需手指指腹用力，由轻而重，由表及里，逐渐增加力量。拿法为泻法，逐渐用力拿捏后，迅速放松为重拿，逐渐用力拿捏再逐渐放松为轻拿。拿法有解除肌肉痉挛、祛邪解表、促使气血流畅、宣通经络的功效。临床上常用拿肩井，以通颈背上下气血。肩背部、腰部、四肢部位均可采用。

8. 接法

接者，接合也。双手或一手将碎断损折之骨接合正确，以复原位。

9. 端法

端者，含端持、端正之意，是用双手或一手端持，把推住应断之骨，使其归原的方法。手持患肢上下端、内外端、左右斜端，力求骨位端正，不偏不倚。

10. 按法

按者，为双手或一手的手掌或掌根及指腹作用于患者肢体向下、向内外按压，使局部伤骨平复，脱骱后的骱位平正。按法作用于筋肉或体表穴位，可输导气血循环，起到祛邪止痛之功效。正如《素问·举痛论》所言："按之则热气至，热气至则痛止矣。"其分为单手按与双手按，单手按较轻，双手按较重。按时由轻而重，由浅入深，按至局部有酸痛、胀麻感为度。应用按法时可以凭借医者自身体重，以弥补仅靠两臂压力的不足。

11. 摩法

摩法为用手指或手掌（手掌多用）在体表部位做移动回旋摩动，主要用于皮肤筋肉受伤，肿硬麻木或血肿不散，局部肿硬壅聚之处，以通利气血、消散瘀结。摩法分为单手摩与双手同时摩。摩法是较轻的手法，有快摩与慢摩的不同，快摩属泻，慢摩属补，在伤科手法中常与按法配合应用。

12. 揉法

揉法的操作基本与摩法相同，所不同的是，摩法是在体表部位上做一定范围移动的环旋转动，而揉法是在体表部位上仅做较少范围移动的环旋转动。主要用于脱骱复位后整理骱位，使其骨正筋舒、气血流通、肿势消退。揉法也可用于软组织损伤后期，以舒筋止痛。揉法较摩法集中，力量也较强。如果疼痛点集中者，可以重按之下配合揉法；如果疼痛范围广泛，则须选用摩法。

除上述常用手法，魏氏伤科尚有主要针对治疗软组织损伤的单式手法及复式手法。

二、软组织损伤单式手法

1. 点法

点法为用手指（多为拇指）指端、示指近侧指间关节或尺骨鹰嘴用力按压体表病变部位的强刺激手法，用于软组织较深的痛点治疗。点时要求对准酸楚疼痛点，由轻而重地持续用力，同时配合上下、左右拨动或揉转痛点，加强刺激强度。点法有单独点，也可在助手肢体牵引下点，后者力量更强，应视患者对疼痛的耐受程度和病情需要决定。

2. 挤法

挤法为依靠关节两端屈伸动作变化使关节内邻近关节的软组织血肿瘀血消散。本法主要运用于肘、膝、踝关节。挤法操作要求迅速稳妥、用力恰当，新伤手法施行一次即可。宿伤大都用于关节损伤后积瘀不散。腰骶部酸痛或其他关节疼痛血瘀阻滞也可在其他手法时加用本法。

3. 摇法

摇法主要为四肢关节（如肩、髋关节）的顺时针和逆时针方向摇转。摇转幅度要求由小到大，力量保持平均。摇法有医者摇和助手摇两种形式。摇法主要用于松解关节粘连，促进功能恢复。颈椎病活动受限者，也可使用摇法来改善颈部活动范围。

4. 抖法

抖法为双手牵引患肢远端做先轻轻向上提，然后突然向下抖动的甩绳样动作。抖法须用柔劲，在患者肢体充分放松的情况下，使患者肢体随着抖动产生波浪状起伏。抖法用于四肢和腰部，运用得当，对于正骨和软组织的复位常会获得满意的效果。

5. 扣法

扣法是利用患者双手抱住伤痛部位，医者从外施加扣挤压力，以促进患者疼痛部位产生张力，起到正骨理筋、解除肌肉痉挛的作用。此法经常用于颈椎病、腰骶部疾病。患者扣抱双膝部可做屈髋、屈膝挤压，此法常与挤法一起应用。

6. 背法

本法为魏氏伤科特色手法。背法是将患者背起，通过脊柱胸腰椎产生颠动坠震来起到治疗作用的手法。魏氏伤科称此为挺颠坠震法，用于腰部扭伤和胸腰椎脊柱关节锁住（紊乱）。

背法具体操作步骤：

（1）使患者站立，如患者不能单独站立时，应由助手协助。助手立于患者身前，双手托持患者两侧腋部，尽力上提，将患者腰部提直。

（2）医者背对患者背部站立，用两肘由下向上挽住患者两侧肘弯，将患者慢慢离地背起。

（3）将患者背起后，医者两膝屈曲，运用自己尾骶部力量左右摆动患者，同时将患者身体下滑到医者尾骶部对准患者腰部的体位。此时患者往往有疼痛感。然后医者迅速将自己两膝猛然挺直，使尾骶部力点对准患者腰部产生颠簸震动。这时医者可能感到患者腰部有组织滑动的变位感，可连续再颠簸震动 1~2 次。

7. 捻法

捻法是用拇、示二指对患者指间关节进行捏揉。一般要求稍用力，较快速。捻时要求包括手指间关节的尺桡侧、上下面。捻法大多用于手指外伤后关节强直、伸屈活动限制以及腱鞘炎等症，可舒筋散瘀、滑利关节。

8. 搓法

搓法为用手指大小鱼际或手掌面按揉肢体或躯干疼痛部位，做方向相反的前后搓动。搓法要求柔和有力、频率快速。指搓法和大小鱼际搓法大多用于颈部；掌搓法则主要用于四肢。严重者须在助手抬高患者体位的位置上，由上而下、由下而上地前后搓动，以使僵硬的肌肉得以放松。

以上治疗骨折、脱位手法包括整复的 12 种常规手法及主要治疗软组织损伤的 8 种手法，都为单式手法，在临床实际应用时必须从病情实际需要出发，密切配合，或交替连续运用，才能更好地发挥作用。

三、软组织损伤复式手法

1. 叩击法

操作时一手平放在患者体表部位，另一手握拳叩击平放手指的背面，有节奏地叩击，在叩击时下面平放的手应根据患痛的部位不断地移动，叩击点也同时随着移动。

叩击可使经络气血流通、筋肌舒展。此法多用于肩背、腰部和臀部。由于叩击在医者自己的手背上面，这样就易于掌握叩击力量的轻重。

2. 叠挤法

患者两足合并徐徐下蹲，两手抱在膝前。医者立于患者身后，两手掌按住患者的两肩部，两膝抵住患者两侧的腰眼部位，患者下肢蹲稳。必要时应由助手固定患者足部以防其足部前后滑动，然后进行下列手法操作。

（1）肩膝对拉旋转：一手按住患者右侧肩部，一手扶住左侧膝部，肩部向左前方推，膝部向右后方推，两手要密切配合，同时用力。先做推拉活动 3~5 次，然后加重力量，使腰部产生一次较重的推拉旋转活动。右肩左腿推拉旋转活动后，稍停片刻，左手推左肩，右手拉右膝，方法如前。

（2）侧屈活动：医者双手按住患者两肩腰部做向右、向左两个方向的侧向活动。开始轻轻侧屈，然后使用重力做一次侧屈活动。

（3）屈动腰部：双膝仍须顶住患者腰部，双手按住患者肩部，先试着做腰部伸屈的活动，然后突然用力向下掀按3次，使腰部做屈腰抖动，最后搀扶患者立即站起，手法完成。

此法用于急慢性损伤腰痛，前屈、侧屈及旋转活动受限者，常与背法一起使用。背法着重于将患者前屈，腰部经过前屈、后伸之后，症状一般即可得到立即缓解或消失。

3. 分臂法

患者双手手指交叉，肘部伸直，前屈上举。医者一手托住患者肘部尽量使其举高，腰背过伸；另一手自上向下推其两侧腋下及背部。以手掌对患者，同时握住其拇指，再以腹部抵住其背部，将其两臂分开向后方徐徐放下。

此法用于上肢及颈、背部疾病全部手法结束的时候。肩、颈、背手法后软组织已基本得到松弛，再以幅度和力量均较大的分臂法，使软组织进一步松弛，经络气血得到畅通。

4. 扩胸法

患者两手指交叉放于头颈部，两肘分开外展。医者用两手握住患者肘部，腹部抵住患者背部，拉其两肘向后做扩胸动作。一般连续向后扩展10次左右。

5. 提阳法

医者用双手捧住患者头部，手掌捧住枕骨，手指捧下颌部，缓缓用力上提，当提到最高限度的位置时须停留呼吸5~10次的时间，然后做左右旋转和左右侧屈活动各3次。

此法用于颈椎病，可使颈椎关节间隙增宽，正骨理筋，解除肌肉痉挛。

6. 对拉法

患者仰卧，医者一手拉住患者左侧上肢，另一手扶住患者右侧膝部，将膝屈曲。手向后斜拉，膝向前斜推，两手同时用力，连续拉推5~10次，然后更换一侧，操作方法如前。此法可使腰背部两侧肌肉与筋络恢复平衡。

7. 提拉法

患者取俯卧位，医者一手按住腰部痛处，另一手握住患者踝上部，两手一前（向下按）一后（向后拉）。先轻轻活动几下腰部或者腰骶部，然后突然在过伸位置用力猛拉一下，以能够听到腰部有"咔哒"响声为度，如无响声可再重复提拉 1~2 次。右侧腰痛拉右腿，左侧腰痛拉左腿。提拉时，健侧应牵引固定。

8. 和腰法

患者站立，两足分开，与两肩同宽，两手臂上举，助手一人托住患者肘部将其肢体尽量上提。医者两手叉住患者腰部，拇指在后紧对肾俞穴，转动患者腰部，按顺时针和逆时针方向，左右各转动 10 次左右。

此法用于腰部陈旧性扭伤，腰部软组织劳损及腰部疼痛转动限制等症。

9. 转腰法

患者站立双手叉腰，两足分开与肩宽相等。医者立于患者身后，一手托住其肩部，另一手按推其腰部，并嘱患者两足站于原地不动，旋转身体头向后看。医者将其肩部向后拉，腰部向前推，先轻轻活动 3~5 次，然后突然用重力同时做一次拉推。推完左侧再换推右侧，方法如前。

此法用于腰痛和软肋部疼痛，旋转活动限制，经常与背法、腰法、叠挤法协同应用。

10. 双侧拉肩法

患者取坐位，助手两人各拉住患者一侧的手部，两侧做对抗牵拉，医者立于患者身后点揉疼痛点，并按住两肩前后摇动肩关节，牵拉时力量由轻而重。

此法用于颈肩疾病、肩关节活动限制者，一般在常规手法后运用此法。

11. 压掌掏肩法

患者取坐位，手臂伸直上举，手臂背屈向上。医者一手手掌紧对患者的手掌，另一手托住患者肘部勿使屈曲。手掌向下压，肘部向前旋转。一般用力连续向下压掌 3 次。通过压掌使肩臂肌肉筋络拔直，再将肘部屈曲外展。

医者双手更换位置，一手固定患肩，另一手握住腕部准备向后掏出，向后掏出时，手臂仍处于旋前位。当向后完全拔直的同时，迅速将手臂旋后。最后将手臂回旋到前上方。以上为压掌掏肩法，操作时必须前后衔接，一气呵成。

此法可以放松肩部各组肌肉，对于肩部扭伤有较好的疗效。颈椎病、上肢和背部疾病亦须用此法作为各种手法前的前导手法。在每次手法中，根据患者情况可用1~2次。

12. 压掌推背法

患者取坐位，两手指交叉扣紧外反上举，手掌向上。医者一手拉住患者两手，另一手按住大椎穴处，上面手向后拉，下面手向前推，两手同时操作，连续推拉10次左右。

此法用于颈椎病，可使颈肩部肌肉得到扩展和放松，用于每次手法结束之前，只做1次即可。

13. 双手抱肩法

患者双手紧紧抱住两肩，医者立于其后，紧紧抱住患者两肘部，两手同时用力向后牵拉，力量由小到大，连续牵拉10次左右。

此法多用于肩关节粘连、肩背部牵扯疼痛、内收活动限制等症。

14. 旋足压膝法

患者仰卧，医者一手用手掌托住患者足跟，同时用前臂顶住患者足尖（早期疼痛严重者，可放弃顶足尖，单纯顶住足跟），另一手握住患者膝部，先使患者屈膝，然后将膝部向前掀按伸直，连续屈伸10次左右。每次均要将患肢不断地抬高，使伸屈的幅度不断增大。如果患者直腿抬举有严重限制，或者身体肥胖，肢体沉重者可采用双手握膝，用一侧肩部扛其下肢同样做屈伸活动。在后期恢复阶段，直腿已能抬高者可不用屈膝，而是单纯地将患肢持续伸直，逐步抬高，这样牵拉臀部和下肢后侧作用较强，再做屈膝屈髋动作。

此法用于腰腿痛、坐骨神经痛、直腿抬举有明显限制者。

15. 直膝屈腰法

患者取仰卧位，医者立于患者前面，用腹部顶住患者双足，双手紧握患者两腕，一拉一松，以拉为主，使患者屈腰的幅度不断增大；并由助手一人，在其脊柱部位施用叩击法，同时按住其肩部，协助患者做前屈活动。

此法用于腰背痛、脊柱有强直感、前屈活动有明显限制，或直腿抬高有限制者。

16. 屈膝分腿法

患者仰卧，两腿屈膝外展分开，医者用双手掀住患者两侧膝部，力量由轻而重地持续下按，以增加两膝外展活动的幅度，最后加重力度向下按压3~5次。

此法用于内收肌酸痛、肌肉痉挛、屈膝外展活动受限者。在每次手法时可加用点、揉、推内收肌痛点。

17. 挤压胯线法

患者侧卧，助手一人双手拉住患者足踝向后牵引。医者用两手掌压住患者髂翼部向下按压，开始由轻而重地持续向下加压，并嘱助手将下肢向左右方向各摇动3~5次，医者加重力量向下按压3~5次。

此法用于骶髂关节处酸痛、髋关节内收外展活动有不同程度限制者。

18. 提腿点、按揉法

患者俯卧，由助手一人将患侧下肢屈曲并尽量用力上提，医者用拇指或尺骨鹰嘴点揉患者腰部、髋部的疼痛点，点揉后再用掌跟按揉。手法是医者向下用力点按揉动，助手向上用力提高，两人密切配合，同时操作，一般点按10次左右作为1节，连做3节作为1次手法。

此法用于腰部、臀部有明显疼痛点，腰及下肢后伸活动有明显限制者。

以上是比较常用的18种复式手法，具体操作时须掌握好幅度及轻重。施法部位要求做到准确，医者与患者及助手之间的配合要协调，不能草率行之。

第五节
手法操作的要求

损伤有轻重，体质有强弱，痛阈有差别，以及年龄、性别的不同，因此，手法的轻重快慢亦须因人、因病而异。《医宗金鉴·正骨心法要旨》中指出："但伤有轻重，而手法各有所宜，其痊可之迟速，及遗留残疾与否，皆关乎手法之所施得宜。"所以手法操作时必须辨证施治，做到临证加减，恰到好处。不足则无效，过分则有害。如果"或失其宜，或未尽其法"，都会影响治疗效果。

《医宗金鉴·正骨心法要旨》中要求医者手法操作时应"必素知其体相，识其部位，一旦临证，机触于外，巧生于内，手随心转，法从手出"。魏氏伤科手法应用则要求：手触于外，法需灵活，测知其内，细析症状，心灵手巧，法随病至，全赖功夫。对手法操作要求：手法前要求有明确的诊断，平时要刻苦锻炼，不断提高手法的感应性和灵活性，又要临证变法，随着病情进展，及时考虑手法加减，从而做到"手随心转，法随病至"。

在具体手法的运用过程中，需掌握以下几个环节。

一、掌握轻重和适应过程

医者有掌握轻重的认识过程，或者有适应的过程。对慢性损伤者，应用手法治疗中更应注意。

1. 轻重得宜

手法轻重首先要根据病情轻重决定，其次应根据患者感受程度来掌握，手法操作时患者要有酸胀、麻木或微痛的感觉，这是正常得气的现象，通过酸痛等不同反应才能达到不痛的效果。但是这种反应以患者能够忍受为适度，既不能不及，又不能过度。

2. 逐渐适应

手法操作前让患者情绪放松，对初次接受手法治疗者，手法宜轻，适应后逐渐开始加重，同时使患者肌肉放松，达到手法治疗效果。

3. 注意疼痛变化

手法后疼痛加重，经过休息后即见轻松，这是正常反应。如果疼痛反应经过休息而不见好转，甚至加剧，这是不良反应。此时应该考虑所采用的手法是否恰当，在诊断上是否正确，及时找出原因，研究改进，或停止手法。

4. 注意局部反应

用手法医治的患者在复查时应注意：如有肿胀或皮下出血现象，手法强度必须减轻；如皮肤破损，应停止手法。

二、掌握常法和变法

伤科手法在人体各个部位和关节，一般均有常规手法，但由于病情往往复杂多变，因此，在常规手法中须加以变化，通常应注意以下情况。

1. 主症和兼症

在治疗主症的同时，要顾及兼症，有利于疾病的恢复。例如，腰痛患者除了腰痛的主要症状外，有时兼有背痛和下肢痛，在手法时除腰部应用外，背或下肢亦须适当应用。

2. 主要痛点和次要痛点

手法前应分清主要痛点和次要痛点，手法时应有所侧重。在手法过程中，随着病情的改善，原来主要痛点减轻，而次要痛点比较突出，这时应根据痛点变化，手法也要有所变化。在治疗时消除痛点颇为重要。例如颈椎病患者，当周围疼痛点消除后，症状即可基本消失。

3. 点、线、面的结合

手法操作时应注意点、线、面的结合，这样既能消除疼痛点，又能活血通经。一般要求，凡是疼痛集中的，应侧重"点"上的手法，即"落点"。疼痛沿着经络循行部位扩散放射的，应加强"线"上的手法，即"定线"。如果是痛点周围有较大面积的疼痛，应多做"面"上手法，即"带面"。

对于软组织损伤，特别是肌肉劳损或风寒湿阻滞所致疼痛者，手法操作时应注意：长肌多侧重"线上"的手法，如推、抖法等；阔肌多用"点"的手法，如点、拿、揉法等；扇形肌多用"面"上的手法，如按、摩、搓法等。

三、急性损伤的特殊要求

急性损伤者大都有肌肉痉挛，局部血肿，关节半脱位或是滑膜嵌顿等病理改变。对于这些急性损伤，治疗手法上有特殊要求，就是一次手法技能达到目的或基本上达到治疗目的，一般不再做第二次手法。因此，要求做到稳、妥、准。

稳：在临证时要沉着镇静，不要手忙脚乱，手法操作时要仔细，做到心中有数，不能因手法而造成其他损害。

妥：医者对于患者损伤轻重、形体大小，以及该关节的正常生理运动范围，必须在手法前有充分的预估，手法时必须掌握在安全范围之内，以免发生意外。

准：手法要针对伤痛的部位，要求医者手的部位放准。手法操作时要迅速有力，恰到好处。一个熟练的伤科医生，在施行手法时，当患者感到疼痛较剧时，往往手法已经完成。

第六节
手法的适应证、慎用证和禁忌证

手法在骨伤科疾患的治疗中起着重要的作用，骨折、脱位、软组织损伤和内伤都可采用手法治疗，但应用不当，也会产生不良后果，故手法操作应认真、谨慎，根据病情合理选择适宜手法。施行手法前要掌握手法的适应证和禁忌证，了解手法的慎用证。

一、适应证

适应证如下：①需行手法整复骨折、移位、关节脱位的患者。②骨缝开错、肌筋离位的患者。③急性筋伤（急性软组织损伤）、无体表皮肤破损出血，及肌腱、骺肉完全断裂患者。④慢性筋伤（软组织劳损）患者。⑤部分胸腔、腹部内伤气滞血瘀、胀痛不舒患者。⑥骨折、脱位、筋伤后期关节僵硬、活动不利患者。⑦痹证及骨关节退行性病变引起的肢体疼痛、麻木及功能受限患者。

二、慎用证

慎用证如下：①老年体弱、妊娠早期妇女及骨质疏松症患者。②局部血肿伴骨折者，注意手法力量和角度，防止加重骨折移位。

三、禁忌证

禁忌证如下：①骨折、脱位经整复位置良好，处于固定治疗的患者。②骨关节局部软组织感染、骨髓炎、骨关节置换以及骨关节软组织肿瘤患者。③急性脊柱损伤及伴脊髓压迫症状患者。④严重心脑血管疾病及有出血倾向的血液病患者。⑤手法部位有严重皮肤损伤患者。⑥有严重精神病，无法与患者沟通合作的患者。

第七节
施行手法的注意事项

伤科治疗手法施行前应对患者进行详细的临床检查及必要的辅助检查以明确诊断，在具体施行手法治疗时应注意以下几个事项。

第一，施行手法前应明确诊断，损伤是否有骨折、脱位、软组织损伤。如骨折需了解骨折的类型和断端移位情况，有无合并血管、神经损伤；脱位应明确是全脱位还是半脱位，以及脱位的方向，有无并发骨折及血管神经损伤；软组织损伤则应了解肌腱、韧带、关节囊损伤程度，软组织损伤后期还需了解软组织僵硬程度和范围以及相邻关节粘连程度。

第二，施行手法前应对患者全身情况进行判断，并对损伤后时间、损伤肢体功能活动情况等充分了解，结合之前的诊断，明确手法目的，制定手法计划，选择合适的治疗手法、治疗时间，包括是否选用麻醉等一并周密考虑。

第三，医生手法操作前应从容沉着、放松，合理用力，刚柔相济，善用巧力，并争取患者的信赖与合作。部分手法操作前，可与患者沟通，以求患者配合；部分需助手协助进行手法，医者与助手应积极配合，手法操作协调，以达到最好的手法治疗效果。

第四，对急性传染病、骨软组织恶性肿瘤或骨转移、骨关节结核、急性骨髓炎、严重骨质疏松症及怀孕等患者手法慎用或禁用。

附　录

附录1

魏氏伤科发展简史

魏氏伤科是我国著名的中医骨伤科流派，肇始于山东菏泽曹县梁堤头魏氏家族。

魏指薪（原名魏从修）是这个世医之家的第21代传人。他幼读私塾，天赋聪颖，刻苦好学。幼年时耳濡目染其父亲行医济世之事，青年时代又受业于堂兄魏从先和长兄魏从龙，成年后与堂兄等在一起行医，深受家乡人民的信赖。当时，魏家还设有中药铺，包括饮片、成药。由此，魏指薪对于生药的鉴别和炮制亦逐渐精通。当时，魏家除了祖传医学之外，还传习少林武术。魏指薪对此特别爱好，这为他日后的精深武术技能打下了扎实的根基。

旧时曹县地区贫瘠落后，不安现状、立志图新的魏指薪萌生了外出闯荡世界的想法。1925年，29岁的魏指薪只身来到上海，他内心中凭自己的医术，立足社会、为民疗伤的愿望强烈。

魏指薪初到上海，先在南市老西门方浜路寿祥里租房，挂牌行医。抗日战争爆发后又在兴安路鸿安坊开设了一家伤科诊所（1952年搬迁至重庆南路，挂牌为"魏指薪医生"诊所），同时在山海关路育才中学传授武术，所谓"不积跬步，无以至千里；不积小流，无以成江海"，学无止境，魏指薪为了使自己的武功更晋新境，除了向河北沧州武术名家王子平学习武术之外，还向内功名家农劲荪学习内家功法。魏指薪将武功、内家功与伤科相结合，编纂了一套伤科手法基本功，使手法临床运用更加游刃有余、得心应手。

经过数次大范围的行医活动和显著治愈率，以及对患者认真负责、轻利取义的高尚医德和高明医技，魏指薪驰誉当地，名声不胫而走，以致当时不少人遇上跌打损伤，常常脱口而出"去找魏指薪"。从此，魏指薪这位从山东来的伤科医生在上海人民群众中奠定了基础，就诊者日见增多。新中国成立前后，魏指薪与上海当地石筱山、王之平、佟忠义、纪仲德、殷正贤、施维智等伤科佼佼者并称为"伤科八大家"。

1952年，魏指薪医生诊所内同时挂出李国衡医生牌额，实际形成翁婿合诊模式；1955年，魏指薪诊所关闭，其先迁至卢湾区第三联合诊所，后迁至广慈医院；1956年，李国衡设独立诊所于鸿安坊四号，半天至上海仁济医院工作。1958年7月，李国衡关闭诊所，魏氏伤科全家完全进入公立医院。

1955年，在中国共产党的中医政策指引下，魏指薪毅然决定带着全家放弃收入丰厚的私人诊所，带领两个女儿淑英、淑云和两个门婿施家忠、李国衡一起进入上海第二医学院及其附属广慈医院（现瑞金医院）、仁济医院工作，这在当时上海同行业中是比较早的。进入高等学府后，魏指薪进入了更广阔的天地，更多地接触西医同道，也更多地获得向西医学习、取长补短的机会。医海无涯，唯德是馨，唯效是尚。他与骨科泰斗叶衍庆教授同心协力，开始了中西医结合临床研究，在业务上各展所长，在学术上相互尊重，勤于探索。魏指薪先后开展了中医中药治疗风湿性和类风湿关节炎的研究，进行传统验方"黑虎丹"的疗效研究；同时又撰写《关节复位法》，对魏氏有效复位手法进行了总结阐述。

魏指薪因病卒于1984年8月，享年88岁。其生前曾担任上海第二医科大学祖国医学教研组主任、教授，上海第二医科大学附属瑞金医院中医骨伤科、中医教研室主任，上海市伤科研究所副所长、名誉所长，中华全国中医学会第一届理事，中华全国中医学会上海分会副会长。1958~1967年担任上海市第三、四、五届人大代表，1977~1983年担任上海市第五届政协委员，中国农工民主党第七、八届中央委员会委员，农工民主党上海市委委员、顾问。

附录2

魏氏伤科代表传承人物

一、李国衡（1924 ~ 2005）

李国衡是魏氏伤科第22代主要代表人物，上海交通大学医学院附属瑞金医院终身教授、主任医师。1938~1943年师承伤科魏指薪老先生。1943年9月学习期满，嗣后随师开业。1949年由师徒而成为翁婿。1956年至仁济医院工作，任伤科主治医师、中医教研组副主任。1962年调至瑞金医院。曾任上海市伤骨科研究所副所长，中医教研室副主任，伤科主任，中国中医药学会理事，骨伤科学会副主任委员，上海市中医学会常务理事，伤科学会主任委员，农工民主党上海市委第六届副主委，上海市第九届人民代表大会常务委员会委员，上海市伤骨科研究所顾问，上海中医药学会理事会顾问，上海市中医文献馆馆员，《中国中医骨伤科》杂志编委会副主任委员，上海中医药大学专家委员会名誉委员，国家人事部、卫生部、医药管理局认定的全国首批名老中医学术经验继承班指导老师，上海市振兴中医学术委员会顾问。

李国衡先生长期从事中医伤骨科专业，擅长治疗骨与关节损伤、软组织损伤、内伤、脊柱损伤与疾病，以及各种伤科疑难杂症。在临床实践中，他不断总结魏氏伤科祖传手法并创新提高，强调手法常法与变法结合，突出因证施法、因人施法，使其手法真正达到"准确深透，轻重恰当，刚柔并济，辨证施法"的高深境界。李国衡先生特别强调：第一，临证需立足中医，胆大心小；第二，要详细审证，首重诊察；第三，辨证辨病，调气理血；第四，发扬特色，注重疗效。在诊疗方面，认为辨伤当明气血、脏腑；治伤重视气血，调摄脾胃；理伤推崇手法。早在20世纪50年代某日，一家工厂送来一位急诊伤者，其腰部被从楼上坠落的一包几百千克重的棉纱压伤，造成髋关节前脱位，而且是最严重的闭孔脱位。常规治疗需在麻醉下复位，并做3个月石膏固定。当时李国衡先生沉着地说："不用麻醉，也不要什么药物，只要一块门板。"遂命人找来一副门板，在助手的协助下，他对伤者受伤的部位先提一提，摆一摆，然后屈一屈，再收一收，大约只用了5分钟，就复位成功。且不用石膏，只用沙袋固定患肢。过了2周，伤者就能够下地行走了！后来，该复位手法的全过程被拍成科教影片推广宣传。

在治伤疾病过程中，李国衡先生以整体观为主要思路，并根据魏氏伤科学术经验，以早期活血化瘀、中期和血生新、后期固本培元等治疗原则，创新了内服方剂"养血壮筋汤""疏肝降气汤""益气通脉汤"等；外用药物在原有魏氏伤科膏药、软膏、洗方、外用药水等基础上改革剂型，创立了临床有效、用量较大的"蒸敷方""外用热敷床方"等。李国衡先生坚持中医特色，还着重中西结合，学习和运用现代医学方法，和传统中医学结合，对疾病的诊治力求更加准确和有效。同时，还运用现代科研手段来揭示中医药治伤手段的机制，曾进行魏氏手法治疗髋上区血肿的活血化瘀的作用机理研究，其成果获得了卫生部的奖励。

李国衡先生经常强调，中医伤科医生要保持中医形象，须坚持"四个不能丢"。

手法不能丢 李国衡先生说："手法者，诚正骨之首务哉。"魏氏伤科手法有单式16法、复式18法，同时有手法组合成套的几十种套式手法。手法对于骨折、脱位、软组织损伤，甚至内伤都很重要，如果准确施行，不少症状于手法后即可获得一定程度的改善。人体各组织损伤，其解剖结构必然会有不同程度的改变，而手法可使之恢复正常。所以中医传统手法不能丢。作为一名中医伤科医生，要学好手法，锻炼手法，善于辨证施用手法。

小夹板不能丢 手法施行后，再辅以药物治疗和外固定，可加速对损伤的修复。对于小夹板的经验，前辈和同行已有很多总结，现在尚需进一步研究的是夹板的材料问题。不同性能、软硬、厚薄、轻重、弹性的材料，对于不同人、不同部位损伤的固定具有重要意义。

内服外治、辨证施治不能丢　对伤科治疗内外并治的问题，李国衡先生认为临证应有所侧重，除有内伤和全身性症状者外，一般应以外治重于内治。如作为"纯阳"之体的小儿骨折，绝大多数应着重于外用药治疗，很少用内服药。骨折外用药有协助生形、固定的作用，可在夹板与受伤部位之间达到间质缓冲的效果，还可以改善血液循环防止发生循环障碍。试验还发现，损伤后血肿多数呈酸性，且维持时间较长，中药外敷可使其酸性迅速转化为碱性，有利于骨折生长和修复。药物外敷可能会引起皮肤过敏而影响其他治疗，研究显示改变药物剂型在很大程度上可解决此弊端。

导引功法不能丢　魏氏导引功法有 54 法，是在继承前人的基础上经过多年实践而形成的。主要用于治疗运动系统损伤，通过躯体和四肢、整体与局部的运动，达到功能恢复的效果。李国衡先生非常重视导引疗法，通过活动肢体、动摇筋骨、自身按摩、擎手引气等各种形式，与手法相辅相成，达到骨正筋柔、气血流畅的目的，促进功能恢复，缩短疗程。

作为一代名医，李国衡先生曾为国家名誉主席宋庆龄诊病，为徐向前元帅、罗瑞卿大将等部队领导多次进行会诊，也曾为泰国国王疗疾，同时还长期从事干部保健及治疗工作，多年来承担国家及各省市区干部中医骨伤科治疗任务，于 1998 年获中央保健委员会嘉奖。

此外，李国衡先生还曾作为中国医疗组主要专家赴国外承担特别医疗任务，将中医技法传播到世界。文艺界、体育界人士，如京剧演员李玉茹，体育运动员汪嘉伟、朱建华、姚明等，都曾经是他的患者。无论是名人、领导人，还是普通老百姓，李国衡先生都同样施以高超的医术，毫无保留、全心全力地为患者施治，履行着他的"天职"，也获得治病救人的快乐。著名作家巴金也曾求助于李国衡先生，1982 年巴金跌伤左腿，在医院住了半年。出院后李国衡先生每周两次上门为其进行手法治疗，帮助巴金从跌伤疼痛中恢复。为此，巴金特地撰文表示对李国衡先生的感谢。

李国衡先生一生著述颇丰，先后发表了论文 40 多篇。其中《祖国医学治疗软组织损伤理论探索》获卫生部奖励；《魏氏伤科手法的临床应用》获上海市卫生局二等奖；《魏氏伤科治疗陈旧性肘关节脱位》获评为上海市中医、中西医结合科研成果；《魏氏伤科手法治疗肘后血肿的疗效与机理研究》获国家中医药管理局中医药技术进步三等奖。编著出版学术著作有《伤科常见疾病治疗法》《魏指薪治伤手法与导引》；主编有《中医骨伤科学·整骨手法学》《中医治疗疑难杂病秘要》伤骨科章节、《魏指薪教授诞辰一百周年学术讨论集》《李国衡谈腰椎病》；参编有《中医骨伤科学》《中医骨伤科基础》《农村常见病防治》《中国骨伤科百家方技精华》等。

2010 年底，国家中医药管理局确定 181 位名中医成立"全国名老中医药专家传承工作建设项目"，李国衡先生工作室名列其中。

二、施家忠（1918 ~ 1991）

魏氏伤科第 22 代主要传人，20 岁左右随岳父魏指薪先生学习中医伤科，同时进入魏指薪伤科诊所临证行医。1958 年随魏指薪先生加入上海第二医科大学附属瑞金医院伤科。施家忠先生很好地继承了魏氏伤科的治伤方法，有扎实的中医基础，擅长运用手法治疗骨折、脱位、软组织损伤及各种慢性伤科疾病。发表《魏氏伤科手法治疗肘关节急性损伤》《魏氏伤科方药整理》《三圣消肿软膏的临床观察》等论文。

三、施荣庭（1953 ~ ）

魏指薪之外孙，施家忠、魏淑英之子，魏氏伤科第 23 代传人，上海交通大学医学院附属瑞金医院伤科副主任、副主任医师。1985 年施荣庭先生到上海市伤骨科研究所工作。1973 年起，随外祖父魏指薪先生学习中医，攻读中医经典著作、伤科经典专著，深得魏氏伤科真传，能充分发挥魏氏伤科，内外治法相结合、局部与整体相结合、手法和导引相结合的特色，并应用于临床。

四、胡大佑（1955 ～ ）

施家忠、魏淑英之女婿，李国衡学生，魏氏伤科第 23 代传人。1977 年起跟随李国衡先生学习魏氏伤科。1993 ～ 1996 年在上海市继承名老中医药专家学术经验研究班学习。曾任上海交通大学附属瑞金医院伤科副主任医师、伤科副主任。参编《魏指薪治伤手法与导引》。写有《魏氏手法为主治疗腰椎间盘突出症 80 例》《继承师业、锐意创新——李国衡先生学术经验初探》等论文。曾研制开发骨伤新型外用药"伤痛灵乳剂"。

五、李飞跃（1958 ～ ）

魏指薪之外孙，李国衡、魏淑云之子，魏氏伤科第 23 代传人，1988 年毕业于上海中医学院（现上海中医药大学）中医系，获医学士学位。1993 ～ 1996 年，在上海市继承名老中医药专家学术经验研究班学习，李国衡先生为指导老师。1988 年进上海第二医科大学附属瑞金医院，任中医骨伤科住院医师，主治医师，现为上海交通大学医学院附属瑞金医院伤科主任，上海市伤骨科研究所副所长，上海市中医药学会理事、骨伤科分会副主任委员，中华全国中医药学会骨伤科学会常务委员。2009 年被评为第四、第五批全国名老中医药专家学术经验继承班指导老师。李飞跃先生注重总结魏氏伤科学术经验，努力挖掘行之有效的药物及治疗方法，并进行了相关课题研究，曾承担"十五"国家科技攻关计划"基于信息挖掘技术的名老中医临床诊疗经验及传承方法研究"——李国衡学术思想及临证经验研究。与此同时，他还从临床实际出发，对中药剂型改良进行了深入研究，曾以第一负责人的身份承担上海市科学技术委员会课题改良消肿散新药开发、衡氏黄白软膏新药开发的临床研究。

附录3

师　训

胡大佑老师是上海魏氏伤科流派的重要传承人之一。基于数十年的医教研经验，他对于中医骨伤科的发展，以及中医学术流派的继承和发展都有着独到的见解；同时，他医者仁心的人文主义精神也给予我们深刻的启迪。

对于中医学术的发展，胡大佑老师主张：注重传统，兼容并蓄，勇于创新。

"活水源流随处满，东风花柳逐时新。"胡老师认为，中医骨伤科的发展，必须把前人的理论体系和丰富的传统经验、流派特色以及正骨手法、古方作为主体，认真整理，挖掘研究，加以继承；同时与当代先进科学技术相结合，不断发展创新，使中医骨伤科不断攀登新的高度。学科发展不能离开继承，没有继承，学科就成为无源之水、无本之木。继承是发展的基础和前提，继承使中医在发展过程中能保持精髓，始终围绕流派特色优势，同时在传承的基础上，不断汲取现代先进的医学知识、成果，充实、丰富、提高传统骨伤科的内涵。

胡大佑老师认为，最能促进中医骨伤科发展的是我国传统文化和当代的先进科学技术。魏氏伤科作为一门医学学术，历经数代，流传至今，并且受到社会的广泛认可和患者的信赖，也可以说，魏氏伤科医学流派的传承也是一种文化的传承。当然，其主要涵盖的是医学特色技术的流传，也包括作为医生的道德准则、行为模式、与其他领域的交流、传统医学与现代医学的交汇等各个方面。中医本身就脱胎于传统文化，与我国传统文化有着千丝万缕的联系。如临诊时根据传统文化"天人合一"的思想，不是孤立地看待一个症状、一个患者，而是把人看成一个有机整体，并且把人与社会、自然联系起来，重视患者的情感心理治疗，这与"生物－心理－社会"医学模式不谋而合。当代的先进科学技术是中医骨伤科腾飞的巨大推动力，胡大佑老师认为中西医应该互相取长补短。例如在诊断方面，中医有望、闻、问、切等优秀的传统诊断方法。魏氏伤科在诊断方面除一般的查伤与辨伤外，临床检查更是有"轻摸皮，重摸骨，不轻不重摸肌筋"的口诀。依据不同部位，要求适当的轻重，把损伤类别和主次痛点先后有序地分清楚，突出"望、比、摸"三法。而西医学也有其优势，应该借助先进的检验、诊断仪器作为中医诊断的辅助手段，弥补传统四诊的不足，提高中医诊断疾病的准确率，可当作四诊的延伸。片面追求"望、闻、问、切""手摸心会"是不够的。我们不能因为现代医学理论的发展，而否定中医，也不能墨守成规，把中医禁锢在几百年甚至几千年的原有模式中。

毋庸置疑，中医骨伤科的发展需要有中医文化的积累和积淀，然而创新也是学科发展的灵魂。胡大佑老师认为，创新不是凭空的想象，需要继承传统和辨证思维的方法。中医学有自身的理论体系，而其理论体系的学术特征之一，就是"以表知里""司外揣内"的功能认知方法，从功能角度把握人体规律。先人因条件的限制，主要采用功能方法粗放地推断病机、药理，认识人类疾病。这在当时的历史条件下是可取的，但也决定了传统中医在某些方面存在不足。而我们必须有信心，发挥自身的特色和优势，在新的条件下，在理论上和技术上能不断提高，成为具有中医文化、中医思维的医学人才，为医学事业做出贡献。

在很多骨折的治疗中，可以体现胡大佑老师这种继承传统、兼容并蓄的学术思想。在骨折的治疗中，胡大佑老师既重视 X 线及 CT、MRI 等西医检查手段，从而判断骨折的分型、稳定情况等，以便为进一步治疗方法的采取和手法整复的方法做出判断；又重视手法复位、中药内服外用、小夹板外固定等传统中医治疗手段。在功能恢复过程中，胡大佑老师善用手法并辅之以导引锻炼，往往能取得很好的治疗效果。这不仅是魏氏伤科学术思想的具体体现，也是对现代诊疗手段的合理应用。胡大佑老师认为，借助现代医学的诊疗手段可以使诊断更加明确，同时更方便鉴别诊断，排除其他疾患，有利于了解病因、及时把握疾病预后及转归；而中医辨证清晰，则利于中医理法方药实施方向的确定。胡大佑老师这种开放式的学风也是魏氏伤科中医文化的一脉传承，值得我们不断学习。

对于临床医疗，胡大佑老师提出：关爱人文，从心治伤。

国学大师王国维曾说："居今之世，讲今日之学，未有西学不兴，而中学能兴者，亦未有中学不兴，而西学能兴者。"在中西医结合医学的道路上，胡大佑老师始终融中汇西、博采众长，做到手法手术兼容、内服外用并举；同时更明确地提出"治伤调心同步"。

对骨伤科医生来说，在诊治中大概有这样几种风格：有的医生只看片子，不看患者；有的医生先看片子，再看患者；有的医生先看患者，再看片子。是否遵从以人为本的理念，从中便可一目了然。胡大佑老师绝对是一位先看患者的医生，他强调，首先要看出疾病的轻重缓急，还要重视患者的心理状态和社会背景，认真、仔细、温和的望闻问切胜过冷冰冰的检查仪器。多年来，调心治神，从心治伤已然成为其诊疗的一大特色。

胡大佑老师的"从心治伤"体现在两个方面。

第一方面，在患者的层面，许多疾病存在心理因素的影响。祖国医学很早就认识到心理因素对疼痛的影响。《灵枢·本神》曰："肾盛怒而不止则伤志，志伤则喜忘其前言，腰脊不可以挽仰屈伸。"《素问·脏气法时论》："心病者……虚则胁下与腰相引而痛。"许多心因性疼痛患者的个性特征常包括疑病、抑郁、癔症，即神经三联征，还包括焦虑、强迫行为和一般性适应障碍等其他精神衰弱特征。患者往往陷入疼痛→产生抑郁→疼痛加重→抑郁加重的恶性循环当中。其病理机制可能为5-羟色胺系统的紊乱。疑病是对疾病的不切实际的害怕，可以是心因性疼痛的诱因，也是心因性疼痛的结果和治疗效果欠佳的原因之一。癔症个性过度关注自身躯体变化，暗示性升高，易被外界或自身的暗示诱发疼痛，且其疼痛阈值降低。胡大佑老师认为，心因性疼痛是心理疾病在身体上的局部表现，是社会因素、心理因素及生理因素综合作用于人体的结果。胡大佑老师在治疗上强调整体观念，除了中西医药物治疗外，更注重康复治疗及心理治疗。胡大佑老师始终认为，中医骨伤科的医疗，不仅是修理躯体，更重要的是疗愈生命。尤其是许多慢性骨伤科疾患，存在长期疼痛、功能障碍、疗效不易短期显现等困扰，每个人的症状皆不相同，对疾病的困扰也各式各样。故辨证施治为先，良好医患沟通、疏导、慰藉方可奏效。因此在跟师过程中，胡大佑老师也经常教育我们，相比于患者的病，更需要关注的是生病的人。胡大佑老师也经常引用爱德华·利文斯顿特鲁多医生的墓志铭"To Cure Sometimes, To Relieve Often, To Comfort Always."对于这句话，胡大佑老师这样解读：给患者以援助及安慰，是医学的经常性行为，也是医学的繁重任务，其社会意义大大超过了"治愈"。因此除了技术之外，医生常常要用温情去帮助患者。只有这样人们才能够找回健康、保持健康、传承健康。

　　第二方面，"从心治伤"体现在从医者的"医者仁心"。胡大佑老师认为习医者必备要素有三：非仁孝之士不可托也；无德不成医，学医先学做人；高情商是事业成功的必要条件。强调医学是一门需要渊博知识的人道主义职业，心存善念，"宜兴悲悯，当先识药，宜先虚怀，勿责厚报"。正所谓"医海无涯，唯德是馨"，这其实也是魏氏伤科医学文化的传承理念之一。魏指薪先生（后称魏老）当初在上海名声日盛，不仅源于他的医术，也源于他的医德。听一些前辈说，解放前魏老在诊所每天会遇到很多贫穷的患者无钱买药，于是他经常在诊疗之后，分文不取，故而在民间口碑甚佳。另外，中医治病，医药是不能分家的。哪怕同样的中草药，医家的制作方法不同，效果也可能会差之千里。最早，魏老在上海开医馆之始，很多内外用药都要自己制作。在魏氏医馆所制药物的说明书上，都印有这么一句话——制药无人见，存心有天知。这不仅说明了魏氏伤科制药诚信、问心无愧，更多表达的是魏氏伤科在医术之外对医德的强调。而这恰恰是中国医药的特色，即将治病与为人结合在一起，强调"做人"是"行医"的前提，尤其是对本门医生的严格约束，是使得魏氏伤科得以传承的基础。胡大佑老师也是这么做的典范。在临床诊疗的工作中，胡大佑老师对待患者，不论对方身份地位，从来都是和蔼可亲、耐心细致。有时候哪怕有些患者有些不恰当的言行和要求，胡大佑老师还是会向患者耐心讲解病情，甚至仔细说明药物的应用方法，直至患者满意而去。而往往这些患者，都取得满意的治疗效果。胡大佑老师不仅自己是这样做的，同样也严格要求自己的学生。胡大佑老师认为，一个医生无论医术多么高明，不理解患者的医生是不合格的，应设身处地地为患者着想，根据患者的心理状态、社会背景，结合病情给予合理诊治，才是有素质的医生。胡老师始终遵循"但求人安康，宁可药生尘"这一为患者服务的宗旨，俨然有国医大师岳美中所倡导的时刻遵循"治心何日能忘我，操作随时可误人"的名师风度。

附录 4

胡大佑论文选萃

止痛中药外用治疗骨伤科疾病的研究概况

上海中医药杂志 1995，11：43-46

中医的外用制剂在骨伤科疾病中应用十分广泛，有外治和内治的双重作用。经过历代的沿革，中医外用制剂从制备到治疗均已日趋系统化、规范化。主要剂型有外用膏（包括软膏和硬膏两种），熏蒸疗法（包括熏洗、熏燕、熏灸、熏吸等多种），配剂、穴位贴药法等。笔者收集了近年来部分临床及实验资料，现整理综述如下。

一、临床应用

1. 跌打损伤：跌打损伤是骨伤科最常见的疾病。有报道乌蔹莓软膏治疗跌打损伤 23 例，外伤膏治疗手指外伤 100 例，均获良效。游氏等应用消肿止痛膏加针刺治疗胸壁挫伤 25 例，均获痊愈，症状消失最快 2 天，最慢 1 天，平均 6 天。生肌膏具有抗感染、促进肉芽组织和上皮细胞生长、分离坏死组织、软化瘢痕等作用，曲氏等用生肌膏治疗新鲜手指离断伤残端 17 例（32 指），愈合时间平均 31 天，无瘢痕，无痛感。

2. 踝关节损伤：运动创伤及生活伤中最常见的是踝关节损伤，多由踝部骨折、脱位、急性韧带损伤并发所致。邱氏运用具有活血祛瘀、消肿止痛作用的田七膏治疗踝关节损伤患者 518 例，结果治愈 327 例，好转 178 例，无效 13 例，总有效率为 97.29%。中药熏洗治疗损伤性踝关节粘连已获满意疗效。踝活汤熏洗治疗踝关节损伤，总有效率 96%，显效时间最短 2 天，最长 7 天。

3. 软组织损伤：该疾病为骨伤科门急诊常见病之一。赵氏等报道消肿膏治疗软组织损伤 1 150 例，并用伤湿止痛膏治疗 50 例作为对照组，结果显示消肿膏组疗效达 100%。两组比较用药半月后疗效有明显差异。吴氏等则在 4 年间用自拟中药"活血膏"治疗各类闭合性软组织损伤，对其中能如期复诊的 12 562 例患者进行了临床疗效统计。优良率合计为 91.8%（其中重度、中度占 59.5%）。另有报道用土木活血膏治疗软组织损伤 87 例，用黑药膏治疗髌前创伤性滑膜炎 38 例，都有一定的疗效，总有效率分别为 98.84% 和100%。侯氏、高氏分别报道应用中药熏洗剂治疗关节软组织损伤，亦获得满意的疗效。

4. 骨质增生：骨质增生为软骨退行性病变及关节边缘骨质增生和关节面硬化，多在中年以后好发。郭氏等应用洛阳平氏、郭氏下肢洗药治疗增生性膝关节炎 100 例，总显效率达 96%。李氏等报道"回春骨刺膏"治疗颈椎骨质增生 147 例，临床治愈率达 28.16%，对寒湿痹痛、气血瘀滞和肾气亏虚三个临床辨证分组均有满意疗效，三组疗效间无明显差异。吴氏、张氏、马氏、康氏、王氏、吴氏先后报道了用自拟中药制膏治 70 例，用痹痛渗透液治 110 例，用增生灵外洗剂治 22 例，用冰藤祛痛膏治 1 100 例，用琥珀软坚膏治 128 例，用太极神膏治疗 231 例，均取得较为满意的疗效。

5. 腰腿痛：腰腿痛是骨伤科疾患中最常见的症状，多由腰椎椎管狭窄症、腰椎间盘突出症、腰臀筋膜劳损、腰椎骨质增生症、腰三横突综合征、腰肌劳损症等疾病所致。赵氏报道由山楂核中提取山楂核油制成的 R.P.C 贴膏，治疗膝、踝、足部软组织疼痛，经 85 例临床应用，治愈率为 61.3%，显效率 15.4%，无效率 9.5%。其中 43 例用市售贴膏剂治疗疼痛作对照，其疗效结果是 R.P.C 贴膏优于市售贴膏剂 34 例，相仿 7 例，差 2 例。韦氏则报道应用自制药膏隔姜灸治疗腰腿痛 100 例，治愈 84 例，显效 33 例，好转 17 例，无效 2 例，总有效率为 89%。崔氏等报道：用中药熏蒸结合组织注射氧气治疗腰腿痛 36 例，总有效率为 99.45%，治愈率为 86.4%。治疗原理主要为改变组织内环境，增加局部供氧量，促进组织代谢，进而消除组织炎症，起到止痛和治疗作用。有报道显示：透骨祛风酒热熏法、弹拨经筋结聚法、中药熏蒸疗法，均对腰腿痛有良好的治疗作用。

6. 跟痛症： 又称足跟痛，是足跟骨与软组织损伤常见病和多发病，是由于急性和慢性劳损所引起的足跟筋膜滑囊和跟骨脂肪垫变性，跟骨骨刺形成而出现的症候。周氏报道：辛附洗剂治疗足跟痛 56 例，1 个疗程（9 日）治愈者 50 例，2 个疗程为 6 例，总有效率为 100%。李氏则用按叩熏泡法治疗跟痛症 20 例，1 个疗程（10 日），症状消失为 10 例，2 个疗程为 8 例，3 个疗程为 2 例，X 线摄片复查跟骨骨刺尖锐端略有变钝。

7. 骨关节病： 骨关节病是骨伤科常见疾病，其包括类风湿关节炎、风湿性关节炎、损伤性关节炎、退行性关节炎等，属中医痹证范畴。刘氏用补肝肾，壮筋骨之法，自配加味宣痹止痛外敷治疗关节痛 10 例，总有效率为 88%。黑药膏治疗痹证 1000 例也获良效。全氏等则报道自拟痹痛外洗液：（含生麻黄、桂枝、黄芪、大黄等 31 味药）洗敷治疗风湿性关节炎 85 例，以骨友灵搽剂作对照。结果：治疗组显效 2 例，有效 50 例，无效 2 例。总有效率为 89.7%，显著高于对照（$P<0.01$）；对痛、行、着、热痹四种类型的疗效无明显差异（$P>0.05$）。对关节疼痛肿胀、僵直、活动不利等主要临床症状有明显疗效，对主要参考指标（ESR、ASO、RF、IgG、IgA、IgM 等）的影响在近期内稍差。潘氏、刘氏先后报道用中药熏蒸法治疗类风湿关节炎 4 例和 10 例，总有效率分别为 90.3% 和 94%。而魏氏和王氏采用中药熏洗治疗损伤性关节炎和退行性关节炎 186 例和 64 例，总有效率分别为 95.7% 和 90.6%。另有报道五加皮汤加减熏洗治疗肢体疼痛 62 例，总有效率达 88.7%。已故名老中医许拒材先生用祖传经验秘方，制成四种熏洗方和许氏大膏药，临床应用于跌打损伤、骨关节痛，收效颇佳。

8. 骨髓炎： 中医称为附骨结毒，王氏等应用外贴膏药治疗骨髓炎 66 例，治疗结果：未溃型 20 例，痊愈 16 例，其中治疗 1~2 个疗程者 10 例，3~4 个疗程者 6 例，显效 4 例，均治疗 3~4 个疗程。已溃型 46 例，痊愈 36 例，其中治疗 2~3 个疗程者 12 例，4~5 个疗程者 18 例，6~8 个疗程者 6 例。显效 6 例，均治疗 3~4 个疗程。无效 3 例，均治疗 3 个疗程无变化。宋氏等运用民间验方保全膏外涂治疗本病 144 例，所有患者治疗 1~2 个疗程后，其中120 例痊愈（局部肿痛，流脓消失，瘘管愈合，X 线片示骨质修复，随访 1 年无复发）；24 例好转（近期肿痛、流脓消失，瘘管开始愈合，X 线示骨质正在修复），是为全部有效。

二、实验研究

中药外治法治疗骨伤科疾患有其独到之处，为了探究其药理和治疗机制，近年来，许多医学科学工作者进行了有关方面的实验研究。1990 年杨氏报道：采用同济医科大学附属协和医院自制的"消炎镇痛膏"进行了骨伤痛症治疗机制探讨性动物实验研究。结果显示：1. 该药连续应用对组织胺所致的炎症有明显抑制作用，与生理盐水组比较，有显著差异，（$P<0.05$）。2. 在对长耳兔毛细血管通透性的实验表明：用药组蓝色斑出现时间迟而且面积小，与对照组比较，有显著差异，（$P<0.01$）。3. 小白鼠尾尖部压痛法实验表明：用药 30min、60min、90min、4h 后痛阈均有明显提高，与对照组相比，均有显著差异。4. 小白鼠足跖部电刺激法实验显示：该药对电刺激所致的疼痛有明显抑制作用，且持续时间较长，在用药 60min、90min、4h 后痛阈值与对照组比较，均有明显差异，（$P<0.01$）。5. 从病理形态学角度动态观察该膏药对家兔急性软组织损伤的治疗作用。结果表明：该膏药可促进损伤局部出血、瘀血的吸收，减轻或缓解损伤部位肌纤维的变性，并可促进损伤肌纤维组织的再生。

1992 年李氏报道：应用济南东方制药厂和青州市食用菌研究所共同开发研制的"东方活血膏"进行了抗炎止痛作用的动物实验。1. 抗炎实验采用了巴豆油所致鼠耳肿胀法；甲醛汲筋膜下注射法所致大白鼠足跖肿胀，大白鼠肉芽肿法。结果显示，用药组肿胀度减轻，有良好的抑炎率，与对照组比较，有明显差异。2. 镇痛实验采用化学刺激（扭体法）、热刺激（热板法）。结果显示：该药能延长疼痛潜伏期，且以 6g/kg 剂量组效果最佳，与对照组比较，有显著差异。3. 微循环观察显示：该药能显著地拮抗垂体后叶素对小白鼠耳郭微循环的病理性影响，用药 3g/kg 组和 68g/kg 组微动脉隐伏率分别是 12.5% 和 20%，辅型剂对照组则为 42.5%，两组有显著差异。

同年另有报道：中国人民解放军第五十七中心医院对自制的活血化痛膏进行了对家兔人工血肿影响的组织病理学的实验研究，并以海马舒活膏和氧化锌胶布，以及空白作为对照。结果显示：家兔人工血肿贴药 24h 后，化瘀膏组血肿较轻，舒活膏和氧化锌组血肿较明显，空白组尤甚，各组病理切片中整个真皮层均有散在以中性粒细胞为主的炎性细胞浸润。治疗 2 天后，化瘀膏组血肿已经部分减轻，舒活膏次之，氧化锌硬膏组再次之，空白组血肿仍明显。4 天后，化瘀膏组和舒活膏组大部分减轻，氧化锌硬膏组部分减轻。空白组仅小部分减轻。6 天后，化瘀膏组和舒活膏组全部减轻或部分消失，氧化锌组和空白组仅部分减轻，未见血肿消失。

在临床医疗和创伤实验治疗学研究中发现，王惠孚医师家传之秘方生肌膏有促使骨骼肌完全再生的作用。1993 年王氏等报道其进行的临床试验，以生肌膏用于手术后（40 例）及肌肉挫伤（60 例）患者外敷，经 B 超和肌电图测试，结果证实：其瘢痕出现率及瘢痕面积明显低于对照组（止痛消炎膏组），统计学处理有显著差异。说明生肌膏并非单一的结缔组织增生抑制剂，还可能具有直接调节肌细胞重新获得完全再生的能力。

伤痛灵乳剂实验与临床研究

中国骨伤 1998, 11（1）：58-59

我们从事伤骨科临床医疗工作已有二十年，对祖传魏氏"四肢洗方"潜心研究，并将剂型改变成为一种新型的具有渗透力强、药效好、使用方便的纯中药白色乳剂，定名为"伤痛灵乳剂"。现将该药的实验研究及临床疗效观察的资料报告如下。

对小白鼠痛阈影响的实验研究

1. 材料与方法

实验动物及分组： 昆明种小白鼠（由上海医科大学实验动物中心提供）32 只，体重 20g ± 2g，雌雄对半，随机分为 2 组，伤痛灵乳剂（用药组）16 只，伤痛灵乳剂基质组（对照组）16 只。

伤痛灵乳剂的组成： 以桑桂枝、川牛膝、淫羊藿、川草乌、乳香、没药、马钱子、生附子等 15 味中药，配制成乳白色乳剂。对照组乳剂：仅是制成上述乳剂的基质，无中药成分。

实验方法： 痛阈测定采用小白鼠光辐射热甩尾法，用上海第二医科大学药理教研组的辐射热测痛仪，将小白鼠装入特制的小白鼠固定瓶内，尾部暴露在外，光刺激点选择在尾部后 1/3 处，辐射热测痛仪与 D-20P 偏程式自动控制仪（上海自动化研究所产）相连接，以便在受试鼠出现甩尾反应的同时立即记录下反应时间（s）。

实验步骤： 在动物实验之前测每只小白鼠的基础痛阈，然后给小白鼠后背部剃毛约 $2 \times 2.5 cm^2$，再用脱毛霜脱去残留毛后，将乳剂 1g（相当于成人用量的 1/10）涂于鼠背上，然后用食指指尖给予按摩 1~2 分钟。用药组涂伤痛灵乳剂，对照组涂乳剂基质。实验室室温控制在 20 ± 2℃。用药后 0.5、1、1.5、2h 分别测定痛阈。每测一次涂一次，每隔半小时再测，直至全部测完。

计算方法：

$$痛阈提高率（\%） = \frac{各点痛阈值 - 基础痛阈值}{基础痛阈值} \times 100\%$$

2. 实验结果：

表1 用药组与对照组的痛阈（x±SD）（单位：s）

组别	0.5h	1h	1.5h	2h	基础痛阈
用药组	10.58 ± 4.97*	12.08 ± 6.00	11.85 ± 5.80	14.95 ± 4.02**	5.8 ± 1.85
对照组	7.26 ± 4.11	8.37 ± 5.68	8.78 ± 4.67	10.52 ± 4.63	4.92 ± 1.77

注：* 为与对照组比较，$P<0.05$；** 为与对照组比较，$P<0.01$。

表2 用药组与对照组的痛阈提高率比较表

组别	0.5h	1h	1.5h	2h
用药组	82.4%	108.2%	121.5%	104.3%
对照组	22.6%	41.3%	48.3%	77.7%

治疗骨伤科疼痛性疾病的临床观察

1. 病例选择： 选择具有急慢性损伤以疼痛为主症的伤骨科疾病患者 150 例为观察对象，其中腰椎间盘突出症 23 例，腰椎椎管狭窄症 10 例，腰椎退行性病变 14 例，腰肌劳损 24 例，膝骨关节炎 12 例，急性踝关节扭伤 8 例，慢性（陈旧性）踝关节扭伤 18 例，肱骨外上髁炎 21 例，四肢骨折后关节粘连 20 例。其中男 83 例，女 67 例；年龄 14~68 岁，平均 45.38 ± 20.64 岁。

2. 病例分组： 所有患者按病种以 2:1 随机分为治疗组和对照组。治疗组 100 例用伤痛灵乳剂（组方及制备见上），将伤痛灵乳剂涂于患处，用手掌按摩患处使皮肤发热（10~15 分钟），每日 2~3 次。对照组 50 例，用市售麝香解痛膏（上海中药制药三厂），先把患处洗净，再将麝香解痛膏贴于患处，每日更换 1 次。

3. 观察项目及评估标准： 观察疼痛、活动度、肿胀情况并根据症状进行分级。疼痛强度分级：不疼痛或偶尔疼痛为 1 级；静止时不疼痛活动时疼痛为 2 级；静止与活动时疼痛为 3 级；疼痛难以忍受，影响工作及生活为 4 级。活动度分级：活动自如为 1 级；活动稍受限为 2 级；活动度受限多为 3 级；活动度严重受限为 4 级。肿胀分级：无肿胀为 1 级；偶有肿胀为 2 级；轻度肿胀3级；明显肿胀为4级。观察皮肤反应，分无反应、轻度反应、重度反应。

4. 临床疗效评价标准： 痊愈：2周内疼痛、肿胀完全消失，活动恢复自如；显效：2周内疼痛、肿胀减轻，活动自如；有效：2周内疼痛、肿胀减轻，活动稍受限；无效：2周内疼痛，肿胀无明显减轻，活动仍受限。

5. 治疗结果

（1）症状改善：结果见表3。

表3　伤痛灵组与对照组治疗前后症状比较表（x±SD）

组别	例数	治疗前	治疗后	治疗前后差	自身对照	两组比较
伤痛灵组	100	9.1 ± 3.17	5.8 ± 2.87	3.3 ± 2.37	$P<0.01$	$P<0.05$
对照组	50	9.0 ± 2.86	6.6 ± 2.93	2.4 ± 1.97	$P<0.01$	

（2）皮肤反应：伤痛灵乳剂组100例中无1例有皮肤过敏，对照组50例中有2例皮肤过敏（皮疹）。

（3）疗效评定：见表4。

表4　伤痛灵组与对照组疗效比较（例）

组别	例数	痊愈	显效	有效	无效	总有效率	Ridit 分析
伤痛灵组	100	8	25	58	9	91%	$P<0.05$
对照组	50	2	7	31	10	80%	

讨论

笔者在临床医疗工作中潜心研究魏氏祖传的"四肢洗方"，感到该药确有良好的活血止痛作用，因此，把该中药洗方的药适当加减，经过现代手段浓缩提炼，改制成中药外用乳剂，这样既可弥补其他各种外用制剂的不足，又能通过手法使药物作用渗透于皮肤，提高疗效。

自1994年伤痛灵乳剂制药成功后，进行了镇痛动物实验研究和临床疗效观察，结果显示：1. 伤痛灵乳剂能明显提高小白鼠的痛阈值，以用药后0.5h

和 2h 镇痛效果最好，与对照组相比，$P<0.05$ 和 $P<0.01$。说明该药具有良好的镇痛作用；2.临床疗效方面：伤痛灵乳剂治疗骨伤科疼痛性疾病，总有效率达到 91%，其镇痛效果优于麝香解痛膏，两者比较有显著差异 $P<0.05$。以上结果初步表明，伤痛灵乳剂为治疗骨伤科疼痛性疾病的新型中药外用制剂，具有良好的镇痛效果。这与伤痛灵乳剂中所含马钱子、附子等药物有渗透、镇痛作用有关。该制剂使用方便，不良反应小，疗效显著。使用注意方面，有皮肤破损、皮疹以及孕妇忌用。

附录5

魏氏伤科方药选录

魏氏伤科内治外治药物各具特色，魏氏伤科的处方有祖传秘方，有魏指薪、李国衡两代先辈的验方，更有古方今用和临证加减，构成魏氏伤科独具特色的内外治疗用药体系。

一、内服药物

扶气丹

【处方】人参2000g，西枸杞子2000g，菟丝子2000g（炒开花），首乌5000g，砂仁500g，肉苁蓉1500g（酒洗），大生地黄2000g，黑绵芪1500g，乳香炭2000g，大熟地黄5000g，全瓜蒌两只（煨用），红陈皮2000g，桑椹3000g（蒸用），茯神4000g，参三七2000g，线于术1500g（土炒），女贞子4000g（蒸用），怀山药2000g（麸炒），杜仲炭2000g，川续断2000g（土煨），补骨脂500克（盐炒），没药炭2000g，全当归2000g（土煨），杭白芍2000g（麸炒）。

【功效】散伤气，扶正气，坚强筋骨，活血止痛，安神定志。

【主治】一切损伤之后，腰脊酸痛，四肢无力，元气亏损，头昏疲倦。

【服法】每服一丸（蜜丸，每丸重3~6g）。儿童减半，孕妇不忌。

黑虎丹

【处方】山麻黄（洗净、去节用），没药（文火炒用、去烟、去油），金石斛（洗晒、去节生用），乳香（熬炼、去净油用），川芎（洗净切晒、去黑皮生用），明天麻（洗切晒干、土煨），苍术（去芦、洗切晒干、炒用），何首乌（洗切、九蒸九晒用），川白芷（洗切晒干、炒用），水防风（去芦、洗净晒干、生用），粉甘草（洗净、去根梢用），大当归（洗切、蒸晒用），大黑豆（越陈越好、炒开花用），川乌（洗切晒干、土煨去毒），山荆芥（洗净、去根晒干、生用），两头尖（井水漂洗、晒干、炒用），草乌炙同川乌，辽细辛（洗净、去根生用）。上药按法炮制，每味用量1500g，研末炼蜜为丸。

【功效】逐瘀血，推陈致新，行经通络，追风散寒，化湿止痛，利关节，壮筋骨。

【主治】关节伤后外受风寒，失去灵活。风寒风湿内阻，关节肿胀，筋骨痿痛，手足麻木，筋虚无力。

【服法】病在上身者早晨服，下身者晚间服，全身者早晚2次服。轻者每服1丸，重者加倍，开水化服。胃寒者，用姜汤化服，服药后以微汗为佳。年老体亏及未成年者减半服之。有心肺疾患、血压过高、吐血失眠者及孕妇等忌服。

脑震伤散

【处方】积雪草1500g（洗蒸用），广木香500g（洗、切用），参三七500g（洗、切、生用），煨天麻1000g（煨透用），南川芎1500g（洗、切用），山钩藤1000g，炒白芷1000g（炒黄用），石菖蒲500g（洗、炒用）。

【功效】平肝止晕、活血止痛。

【主治】跌打损伤，头骨损伤，脑髓震伤，头晕头痛，怒气伤肝，偏头风痛。

【服法】每服3g，开水送下，轻者每日1次，重者每日2~3次。

逐瘀丹（魏氏验方）

【处方】积雪草2000g，干狗脊1500g（煨用），紫丹参1500g（炒用），桃仁1000g（去油），参三七2000g，地黄根5000g，苏木屑126g，乳香炭2000g，泽兰叶500g，大元胡1500g（醋炒），五灵脂2000g，炮山甲2000g（猪蹄甲亦可代），没药炭2000g，紫藤枝126g，川大黄2000g，西红花2000g，千金子500g（去油、去毒），京赤芍1000g，炒香附2000g，生甘草1000g，刘寄奴1000g，川当归2000g（土煨）。

【功效】活血，止痛，化瘀，消陈旧肿胀。

【主治】跌打损伤，关节震动，或骨折及脱骱后复位不正，积瘀，坚硬肿胀疼痛。

【服法】每服0.45g（研成极细末），温米汤送下，早晚空腹服最有效。儿童减半，孕妇忌服。

二陈舒肺汤

【处方】红陈皮9g，杭白芍9g，炙兜铃9g，清半夏9g，炙枇杷叶9g（去毛、包煎），生甘草3g，江枳壳6g，泡麦冬9g，白茯苓9g。

【功效】行气，和中，舒肺止咳。

【主治】一切跌打损伤，内伤屏气，胸膈闷痛。

【服法】作汤剂，每日1贴，服2煎。

行气通络止痛汤

【处方】粉橘络6g，杭白芍9g，丝瓜络9g，江枳壳4.5g，小柴胡6g，旋覆花9g（包），白蔻壳1.8g，乳香炭、没药炭各6g，参三七3g。

【功效】行气和络，活血止痛。

【主治】胸胁屏气，筋络受伤牵掣作痛。

【服法】作汤剂，每日1贴，头煎内服，二煎药渣煎水外洗。

续骨活血汤（魏氏验方）

【处方】川续断炭9g，骨碎补6g，自然铜6g，积雪草6g，鲜生地黄12g，当归尾9g，土鳖虫3g，杭白芍9g，乳香炭、没药炭各6g。

【功效】长骨，活血，祛瘀，止痛。

【主治】骨断，骨碎，肿胀，疼痛。

【服法】作汤剂，每日 1 贴，服 2 煎。

【加减】心神恍惚者，加朱茯神 12g，炒枣仁 9g。

胸闷气逆者，加江枳壳 4.5g，粉橘络 6g，佛手片 4.5g。

疼痛严重者，加参三七 3g 或 1.2g 研末，吞服。

痰喘咳嗽者，加炙枇杷叶（去毛，包），光杏仁 9g，川象贝各 6g，甜桔梗 4.5g。

吐血者，加藕节炭 9g，茜草灰 4.5g，参三七 3g。

头晕者，加杭甘菊 9g，南川芎 6g。

大便闭结者，加大黄 3g，火麻仁 10g。

杜仲散

【处方】大当归 12g，川牛膝 9g，炙黄芪 12g，乳香炭、没药炭各 6g，杜仲 12g，骨碎补 6g，补骨脂 9g。

【功效】补肾，活血，止痛。

【主治】一切新旧损伤腰痛，肾亏腰痛。

【服法】作汤剂，每日 1 贴，服 2 煎。

伸筋活血汤

【处方】伸筋草 6g，川牛膝 9g，炙狗脊 9g，左秦艽 4.5g，西当归 9g，桑寄生 9g，川木瓜 6g，杭白芍 9g，川续断炭 9g，乳香炭、没药炭各 6g，炒杜仲 9g，生甘草 3g。

【功效】舒筋通络，活血止痛。

【主治】一切跌打损伤，腰膝酸痛。

【服法】作汤剂，每日 1 贴，服 2 煎。

疲劳身痛汤

【处方】川羌活 6g，合欢皮 12g，仙鹤草 12g，青防风 6g，大红枣 4 枚，川木瓜 6g，炒苍术 6g，鹿衔草 12g，乳香炭、没药炭各 6g。

【功效】祛风湿，强筋健骨，止痛。

【主治】外受风寒湿气，复因积劳伤筋，遍体关节酸痛。

【服法】作汤剂，每日 1 贴，服 2 煎。

二、外用药物

消肿散

【处方】芙蓉叶（去梗筋用）50kg，赤小豆 16kg，麦硝粉 5.5kg。

【功效】活血消肿，清热止痛。

【主治】跌打损伤，伤在筋肉，肿胀疼痛，或者红肿灼痛。

【用法】上药共研细末，用蜂蜜和冷开水调和，取适量敷贴患处。

断骨膏（三七断骨巴布膏）

【处方】川续断 5000g，荆芥穗 2500g，川大黄 1000g，参三七 5000g，上肉桂 500g，水防风 2500g，川白及 2500g，干蒲公英 2000g，五加皮 5000g，自然铜（醋淬）2500g，积雪草 5000g，乳香炭 12500g，川羌活 2500g，皂角子（土煨透）5000g，土鳖虫 2000g，没药炭 12500g，香橼皮 5000g，红茜草 2500g。

【功效】活血、退肿、止痛、长骨。

【主治】一切跌打损伤、骨折、骨裂、脱骱，血阻不散，肿胀疼痛。

【用法】以上药味共研细末，用蜂蜜和冷开水调和，取适量敷贴患处。

活络药水

【处方】黄灵芝 4 颗，生川乌 1000g，参三七 1000g，川地龙 240g，鸡冠花 120g，川羌活 1000g，海桐皮 500g，明天麻 500g，伸筋草 500g，鲜毛姜 500g，川牛膝 500g，汉防己 500g，川红花 500g，东鹿筋 1000g，川当归 1000g，苏薄荷 240g，川木瓜 500g，滴乳香 1500g，明没药 1500g，苦瓜蒂 240g，生草乌 1000g，川续断条 500g，土鳖虫 240g，川麻黄 500g，大独活

1000g，蝼蛄 240g，马鞭草 120g，牛蒡根 500g，生半夏 500g，生甘草 240g，天南星 500g，淫羊藿 1000g，钩藤 500g，老紫草 500g，左秦艽 1000g，桑寄生 500g，黄栀子 240g，生地黄 1500g，防风条 500g，老鹰爪（鸡爪亦可代）6 双，生虎骨（狗骨亦可代）500g，青风藤 500g，白附子 1000g，川椒目 240g，老鹳草 500g，川细辛 240g，净茵芋 500g，白僵蚕 500g，马兰花 240g，路路通 240g。以上药物集合一处，放入大缸之内，放入优级高粱酒 160kg，米醋 40kg，同药浸泡。浸泡时间，以 360 天为限，借三九三伏之气候，方为合格。届时将药渣用绢罗滤去，待药水澄清之后，装入瓶中，塞紧瓶口，勿令气泄。

【功效】舒筋活血，追风止痛，活筋络，壮筋散结，温经。

【主治】伤筋结块，筋缩作痛，筋胀挛痛，伤筋受冷，酸痛无力，风寒入筋络，麻木不仁，筋力失常等症状。

【用法】先将患处用热水洗透，使毛窍开放；再将药水搽擦患处，用手心由轻而重徐徐搓揉。每日 2~3 次，每次约 20 分钟。如皮肤有红痒等过敏现象，应停止使用。此药只限外用，不可内服。

四肢洗方

【处方】桑桂枝 9g，淫羊藿 12g，川红花 6g，川牛膝 12g，川草薢 9g，伸筋草 9g，透骨草 12g，乳香、没药各 9g，川木瓜 6g，川羌活 9g，大独活 12g，积雪草 9g，川当归 9g，补骨脂 9g。

【功效】通利关节，温筋通络，活血祛风。

【主治】四肢骨节筋络损伤，肿胀疼痛，关节动作不利。

【用法】煎水熏洗，每日 2~3 次。

痹通洗方

【处方】伸筋草 15g，透骨草 15g，积雪草 15g，苏木 12g，木瓜 12g，老鹳草 15g，络石藤 12g，海桐皮 15g，五加皮 12g。

【功效】逐痹，舒筋通络，活血止痛。

【主治】肌肉关节酸痛，关节僵硬，屈伸不利之膝痛，股髋退行性骨关节炎，软组织陈旧性损伤等疾病。

【用法】煎水熏洗，每日 2~3 次。

蒸敷方

【处方】全当归 30g，川桂枝 30g，川红花 30g，接骨木 30g，五加皮 60g，路路通 30g，虎杖根 60g，络石藤 60g，川羌活 30g。

【功效】活血，祛风，通络，逐痹，止痛。

【主治】跌打损伤后期，局部疼痛；风寒湿痹阻络而致骨与关节疼痛；颈腰椎退行性病变及椎间盘病变引起的疼痛酸麻等症。

【用法】上药共研为细末，装入布袋中，缝合袋口，将药袋置于锅内隔水蒸热，热敷患处。药袋温度较高时为防止烫伤皮肤，可在药袋外包裹拧干的湿毛巾 1~2 条，待药袋温度降低后，去除毛巾，直接热敷患处皮肤。每剂药可连续用 2~3 天，每日用 1~2 次，每次用时均需要蒸热应用。局部寒邪伏滞、畏寒症状明显者，可于方中另加老姜 30g（切碎）蒸敷。